DE LA
FIÈVRE TYPHOÏDE

ET DE

SES MANIFESTATIONS

CONGESTIVES, INFLAMMATOIRES ET HÉMORRHAGIQUES

VERS LES PRINCIPAUX APPAREILS DE L'ÉCONOMIE

(cerveau, moelle, poumons, etc. etc.).

STÉATOSE DU FOIE

PAR

LE Dr SAMUEL CHÉDEVERGNE

Interne en Médecine et en Chirurgie des Hôpitaux de Paris,
Membre de la Société anatomique et de la Société médicale d'Observation.

> Les hémorrhagies spontanées dependent des mêmes causes éloignées que les inflammations : aussi elles les compliquent, les produisent, et sont déterminées par elles dans le même lieu ; elles les remplacent et sont remplacées par elles dans des parties différentes.
>
> BROUSSAIS

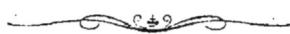

PARIS

ADRIEN DELAHAYE, LIBRAIRE-ÉDITEUR

PLACE DE L'ÉCOLE DE MÉDECINE

—

1864

INTRODUCTION

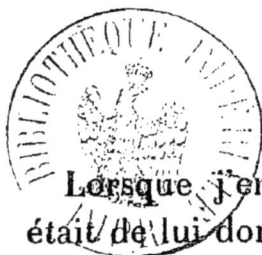

Lorsque j'entrepris ce travail, mon intention était de lui donner un format beaucoup plus modeste que celui-ci. En 1862 j'avais recueilli, dans le service de M. Bouvier, avec mon ami V. Laborde, que je m'empresse de remercier ici de son précieux concours, quelques observations de *dothiénentérie de l'enfance*, à prédominance pulmonaire et encéphalique ; ces observations intéressantes devaient être la base de mes recherches.

J'avais compté sans la redoutable épidémie de 1863. Pendant l'année qui se termine, des faits en grand nombre, semblables aux premiers, mais plus remarquables encore, sont passés sous mes yeux à la *Maison municipale de santé;* j'en ai consigné les détails avec soin. J'observais sous la direction d'un savant maître, M. le Dr Cazalis, qui n'a pas manqué, en toute circonstance, avec cette sollicitude paternelle dont il entoure ses élèves, de m'éclairer de ses judicieuses réflexions, et de m'instruire par ses profondes dissertations.

J'ai voulu utiliser les matériaux réunis, et mettre

1864

à profit les leçons d'une expérience aussi vaste et d'un esprit aussi original; il m'a fallu agrandir le cadre que je m'étais tracé.

Ce n'est pas que j'aie à développer ici des idées toutes neuves, car c'est en médecine surtout que cet axiome est vrai : *nil sub sole novum;* mais j'ai à expliquer des faits souvent mal interprétés, à établir quelques vérités généralement niées et rejetées, enfin à présenter une vue d'ensemble de la maladie qui n'a pas libre cours. Je ne puis prétendre au rare privilége d'obtenir, pour cette théorie, l'assentiment ni même la tolérance de tout le monde ; cependant je n'ai pas craint d'affronter les difficultés, et je suis entré résolument dans le champ d'une discussion au-dessus de mes forces.

Depuis les publications de médecins illustres, dont je respecte les idées sans pouvoir les partager, on admet assez ordinairement en France que les *symptômes cérébraux de la fièvre typhoïde* ne sont nullement en relation avec les lésions des centres nerveux, lésions qui sont rapportées aux *effets de l'agonie et d'une imbibition cadavérique.* Il en est de même des symptômes cérébro-spinaux, qui n'ont du reste que très-médiocrement attiré l'attention jusqu'à présent. Les autopsies que nous avons entreprises réfutent catégoriquement ces interprétations, puisque nous avons reconnu dans les cas les plus tranchés des méningo-encéphalites, des méningites spinales, et même des apoplexies méningées parfaitement caractérisées au point de vue anatomique.

Quelques auteurs n'attachent qu'une importance secondaire aux altérations du sang, dans la fièvre putride: nous les regardons, au contraire, comme capitales. On rencontrera ici celles qui ont été si bien décrites par M. Bouillaud et par MM. Andral et Gavarret; de plus, on remarquera quelquefois une diminution et même une destruction telle de ce liquide, que l'absence ou au moins le défaut d'abondance d'un sang de bonne qualité paraîtra, sans aucun doute, à tous les yeux, avoir eu une influence décisive sur la terminaison fatale.

Dans les traités de la dothiénentérie on s'occupe à peine du foie. On le déclare sain ou légèrement ramolli. Dans toutes les nécropsies de *fièvre maligne* que j'ai faites cette année, il avait subi la dégénération graisseuse. Cette métamorphose pathologique coïncidait avec des phénomènes cérébro-spinaux. L'aspect extérieur de la glande hépatique, quoique différant alors quelque peu de celui du foie gras des phthisiques, par exemple, mettait immédiatement sur la voie de cette lésion qui a été démontrée par l'examen microscopique. Cet état morbide a dû être observé antérieurement, puisqu'il se voit aussi dans d'autres fièvres graves que l'affection typhoïde, cependant nulle part, à notre connaissance, il n'a été suffisamment étudié, et jusqu'ici on n'a pas cherché à en déterminer la portée. Il frappe aussi parfois les reins et même les muscles. En face d'une *ressemblance saisissante*, j'ai cru devoir le rapprocher de la *stéatose phosphorique*.

Avant d'entrer définitivement en matière, il me reste encore deux mots à ajouter. J'ai pu suivre la fièvre typhoïde sévissant sous les mêmes influences épidémiques, sur deux théâtres distincts, d'une part chez les enfants, d'autre part chez l'adulte. La parfaite uniformité des observations des enfants, formant un ensemble net et bien circonscrit, m'a engagé à établir une division et à séparer la description en deux parties, qui ont d'ailleurs de nombreux liens communs. Le lecteur saisira du reste facilement les dissemblances et les similitudes qui existent entre nos deux ordres de faits correspondants à des âges différents. Il reconnaîtra que nous avons puisé dans cette étude simultanée les éléments d'une solution plus complète des problèmes cliniques et anatomo-pathologiques que nous nous sommes posés. En effet les symptômes et les lésions encéphaliques et pulmonaires qui sont relatés au commencement, graves déjà, peuvent cependant être considérés comme constituant le premier degré de ce que l'on trouvera plus tard. Nous y voyons, pour ainsi dire, la *fièvre cérébrale* et la *fièvre pectorale* à leur période initiale, comme nous les verrons quelques pages plus loin à leur période ultime. La petite épidémie n'est que le prélude de la grande, elle l'annonce ; la seconde à son tour complète et explique la première.

Post-scriptum. Ce travail était terminé en décembre 1863. Quelque temps après parut la thèse de M. E. Fritz (*Étude clinique sur divers symptômes spinaux observés dans la fièvre typhoïde*); je l'ai lue avec d'autant plus de soin que mes recherches et celles de notre savant collègue se rencontrent un instant sur un terrain commun encore mal exploré en France. Je n'ai pu mettre à profit l'étude si intéressante de M. Fritz, mais j'ai pu en apprécier toute la valeur, et ayant la parole le dernier, je lui dois ici un juste tribut d'éloges. Je suis heureux d'avoir noté les mêmes phénomènes symptomatologiques que lui; il y a bien pourtant entre nous quelques petites différences, mais elles ne portent que sur des détails accessoires, et s'expliquent naturellement pas des considérations très-simples. Il n'en est plus de même pour ce qui est des lésions cadavériques. M. Fritz n'en trouve pas d'appréciables. J'en ai vu au contraire de très-matérielles, comme je le disais précédemment. Cette dissidence tient peut-être à ce que mon excellent collègue n'a eu sous les yeux que des formes spinales un peu atténuées, pendant que j'en observais de plus graves; peut-être aussi à ce qu'il n'a eu que rarement l'occasion de faire l'examen anatomique.

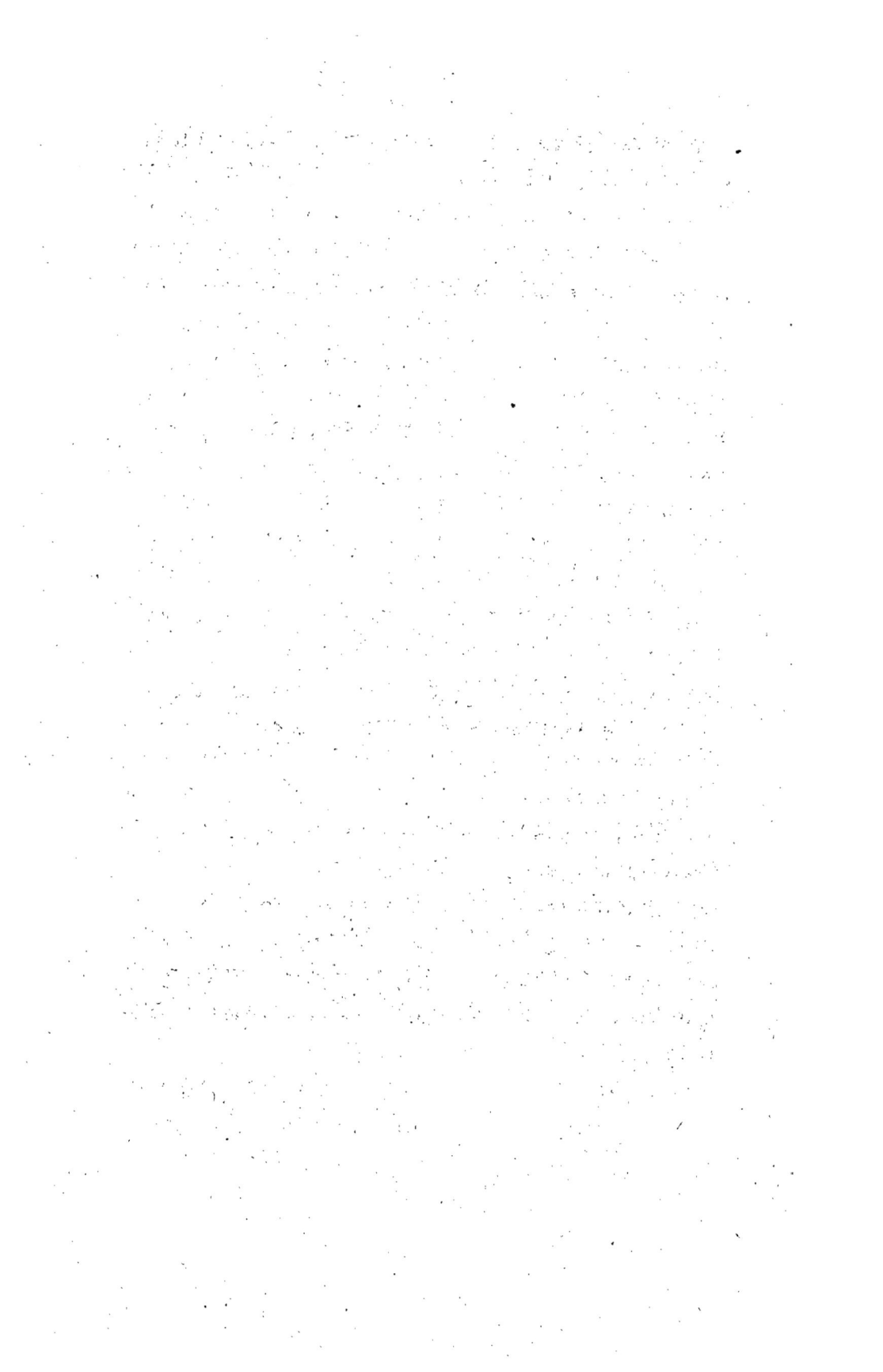

DE LA

FIÈVRE TYPHOÏDE

ET

DE SES MANIFESTATIONS

CONGESTIVES, INFLAMMATOIRES ET HÉMORRHAGIQUES

VERS LES PRINCIPAUX APPAREILS DE L'ÉCONOMIE

(cerveau, moelle, poumons, etc., etc).

STÉATOSE DU FOIE.

—————•◦•—————

PREMIÈRE PARTIE

**Exposition des faits. Petite épidémie
de l'hôpital des Enfants**

———————

§ I. — *Observations.*

—

OBSERVATION Ire.

Forme ataxo-adynamique. Marche lente, insidieuse; affaissement; somnolence; délire, non conscience des actes; broncho-pneumonie typhoïde double; pouls petit; phénomènes rémittents. Sulfate de quinine. Alimentation. Durée : 40 jours. Guérison.

Fruchart (Louis), 15 ans, cordonnier, entre le 19 novembre 1862, à l'hôpital des Enfants Malades, service de M. Bouvier ; malade depuis quinze jours. Il a de la courbature, de la douleur dans les membres, des étourdissements, des tintements d'oreille. Yeux saillants et strabiques ; son regard a une expression étrange ; ses réponses sont difficiles et entrecoupées ; cependant son intelligence et sa mémoire paraissent à peu près conservées. Pas de phénomènes abdominaux appréciables. On trouve des râles sibilants disséminés dans la poitrine, surtout à droite. Cet état persiste, sans changement notable, jusqu'au 22 au soir.

Le 22 novembre. Facies hébété ; tendance au sommeil ; lèvres croûteuses ; langue blanchâtre au centre, rouge aux bords, petite et tremblante.

A la partie supérieure de l'abdomen, on rencontre quatre ou cinq taches rosées lenticulaires ; râles sibilants abondants dans les poumons. — Limonade, bouillon.

Le 23. Même état. Le diagnostic est fièvre typhoïde. M. Bouvier prescrit un julep diacode.

Le 24. Dans la nuit, notre jeune malade a eu deux selles diarrhéiques ; les taches rosées persistent encore ; altération progressive des traits ; intelligence conservée ; pouls peu fréquent, mais dépressible ; tendance marquée à l'adynamie.

Les jours suivants, même état, avec augmentation des phénomènes adynamiques.

Le 1er décembre. Le malade est très-affaissé, il est plongé dans une espèce d'assoupissement dont il ne peut être arraché ; il a du délire la nuit ; la diarrhée continue. — Sous-nitrate de bismuth.

Le 3 au soir, il se plaint d'étouffement, et l'on constate au sommet du poumon droit, vers l'angle de l'omoplate, des râles crépitants fins avec un peu de submatité.

Le 4. Même état.

Le 5. Frisson intense avec claquement des dents ; facies très-altéré ; fixité du regard ; réponses incohérentes. — Sulfate de quinine.

Le 8. Grande pâleur de la face ; assoupissement ; rêvasseries ; le malade dort les yeux demi-ouverts ; il répond mal aux questions ; la langue est rouge avec quelques points blanchâtres ; peau sèche et médiocrement chaude ; pouls mou et dicrote, à 110 ; toux fréquente ; odeur marquée de l'haleine ; râles sous-crépitants à droite, sibilants à gauche ; ventre aplati ; grande maigreur ; selles liquides et noires à cause du sous-nitrate de bismuth. Le frisson n'étant pas revenu, le sulfate de quinine est supprimé.

Le 9. Pouls à 104 ; langue collante ; dents fuligineuses ; dévoiement ; toux.

Le 10. Langue rouge ; toux fréquente ; pouls à 100.

Le 11. La diarrhée a cessé ; langue rouge et humide ; pouls à
106 ; râles muqueux, nombreux à droite, quelques-uns aussi à
gauche. Le malade demande à manger. — On continue les bouillons,
le lait.

Le 12. Il a été hier une fois à la garde-robe, et s'est mis ensuite
les mains dans les matières ; il a perdu la conscience de ses actes ;
langue très-rouge, desquamée ; pouls à 105.

Le 13. Grande pâleur ; toux fatigante ; langue rouge, sans épithélium ; pouls à 106 ; peu de chaleur de la peau.

Le 14. Le pouls s'élève un peu (120) ; lèvres croûteuses ; toujours
des râles sous-crépitants dans la poitrine.

Le 16. Le malade demande à manger. — Une côtelette.

Le 18. La maigreur est extrême ; pâleur remarquable ; cependant
il paraît y avoir de l'amélioration dans l'état général ; pouls à 100 ;
peau chaude et sèche ; les râles sous-crépitants ont beaucoup diminué
à droite, mais ils ont un peu augmenté à gauche. En somme, l'état
des poumons est meilleur.

Le 20. Les forces reviennent, lentement il est vrai, sous l'influence de l'alimentation ; il n'y a plus rien dans les poumons ; pouls
à 90. — Une portion.

Le 31. Le malade est en pleine convalescence, il ne lui reste plus
que sa maigreur et sa faiblesse. Il sort guéri dans le courant de janvier 1863.

OBSERVATION II.

Fièvre typhoïde avec prédominance thoracique. Début brusque par toux
et point de côté ; broncho-pneumonie typhoïde grave et de longue durée ;
sueurs abondantes, taches ; diarrhée ; prostration, délire, surdité, frissons.
Sulfate de quinine. Alimentation. Durée : 35 jours. Guérison.

Villiot (Thomas), 14 ans, bijoutier, entré le 26 novembre 1862
dans le service de M. Bouvier, salle Saint-Jean, n° 34. Malade depuis
quinze jours ; fièvre intense ; facies animé, peau chaude, pouls très-
fréquent et redoublé ; haleine fétide ; langue avec enduit blanchâtre
épais, rouge sur les bords ; douleurs abdominales diffuses, diarrhée ;

taches rosées lenticulaires. Depuis le début de cette affection, le malade tousse et accuse un point de côté à droite ; il n'y a pas de matité appréciable en aucun point du thorax ; mais à droite, en arrière, dans une très-grande étendue du poumon, particulièrement à la base, on trouve du râle crépitant fin comme au début d'une pneumonie franche. — Julep diacode ; sous-nitrate de bismuth ; diète.

Le 28. Facies toujours animé ; lèvres croûteuses, langue tendant à se sécher ; pouls à 110, redoublé par instant ; mêmes phénomènes abdominaux ; météorisme ; respiration fréquente, un peu anxieuse ; même état du poumon droit. — Emplâtre vésicant à droite en arrière ; julep diacode ; lait.

Le 1er décembre. Notre malade a eu du délire cette nuit ; les râles sont devenus presque muqueux à droite ; à gauche on entend des râles sous-crépitants à la base.

Le 3. Délire la nuit ; ce matin vers six heures, il a eu un frisson intense ; au moment de la visite, il est dans la prostration ; il répond mal aux questions qu'on lui adresse ; il est un peu sourd ; facies cyanosé ; douleurs abdominales accrues par la pression ; la diarrhée a diminué ; dyspnée intense ; cependant il existe des râles fins à droite, les sous-crépitants n'ont pas augmenté à gauche. — Nouveau vésicatoire rubéfiant ; sulfate de quinine, 0,10.

Le 6. Mieux très-notable ; il n'y a plus de diarrhée, presque plus de douleurs abdominales ; le facies est bon, la fièvre est moins intense.

Le 7. Le mieux continue, on supprime le sulfate de quinine ; la respiration est à peu près normale ; cependant les râles muqueux persistent à droite, et l'on perçoit quelques rhonchus sibilants à gauche.

Le 8. Sueurs abondantes cette nuit et ce matin ; la surdité persiste.

Le 9. Râles sibilants et muqueux dans les deux poumons, surtout dans le droit ; langue humide ; pouls à 100 ; le dévoiement a complétement disparu.

Les 10 et 11. Pouls à 110 ; peau sèche, mais sans chaleur ; dents sales, noirâtres ; mais langue humide ; encore des râles sous-crépitants à droite ; quelques sibilants à gauche. — Le malade mange une portion.

Le 12. *Idem* pour la poitrine ; l'appétit a diminué ; peau chaude ; pouls à 110.

Le 13. Toujours des râles sous-crépitants dans la poitrine ; pouls à 110.

Le 14. Assoupissement ; pouls vif ondulent, à 115 ; vésicatoire la partie postérieure du thorax. Le malade continue à manger une portion.

Le 15. Peau chaude ; pouls à 120 ; l'enfant se plaint d'une douleur en avant de l'oreille ; il y a, en effet, une petite tuméfaction inflammatoire en ce point.

Le 16. La petite tumeur qui est en avant du tragus tend à suppurer ; peau chaude ; langue humide ; les phénomènes pulmonaires n'ont guère changé.

Le 17. La fièvre a repris ; peau chaude ; pouls mou, ondulent, à 130 ; toux fréquente, 35 respirations ; *idem* dans la poitrine ; l'adénite anté-auriculaire diminue.

Le 18. Toujours des râles sous-crépitants à droite, dans toute l'étendue du poumon droit en avant et en arrière au sommet et à la base ; presque rien à gauche ; peau chaude ; pouls à 112. Le malade continue à manger une portion.

Le 20. Les râles ont beaucoup diminué depuis deux jours ; la fièvre a presque disparu ; pouls à 80 ; peau fraîche. L'appétit augmente.

Le 25. La convalescence arrive. Il n'y a plus de phénomènes thoraciques.

Le 31. L'enfant est encore faible, mais il va bien du reste.

Il ne sort de l'hôpital qu'au commencement de février 1863, quoique la convalescence n'ait été interrompue par aucun accident.

OBSERVATION III.

′ Fièvre typhoïde avec prédominance cérébrale. Somnolence, stupeur, lenteur, puis abolition de l'intelligence ; le délire alterne avec le coma ; cris hydrencéphaliques ; pouls lent et irrégulier ; deux épistaxis tardives ; constipation après diarrhée légère ; douleur abdominale vive ; météorisme. Suﬗ fate de quinine ; toniques. Alimentation. Guérison. Durée : 30 jours.

Rodes (Joannès), 10 ans, entré le 29 novembre 1863, à l'hôpital des Enfants, salle Saint-Jean, n° 20. Cet enfant est malade depuis trois ou quatre jours ; il est alité depuis deux jours seulement ; physionomie hébétée ; stupeur ; regard fixe. Il faut le secouer fortement pour le faire répondre aux questions qu'on lui adresse, quoiqu'il ne soit pas dans le coma. Il accuse alors de la céphalalgie frontale, et une douleur abdominale très-vive, provoquée par la pression dans la fosse iliaque droite. Il a une diarrhée abondante ; la langue sèche et croûteuse ; les dents recouvertes de fuliginosités, et les narines pulvérulentes ; on trouve des râles sibilants et muqueux très-abondants dans les deux poumons. — Sous-nitrate de bismuth, bouillon.

Le 1er décembre. *Idem.* Prostration ; somnolence continue.

Le 2. L'enfant a eu du délire la nuit passée ; état de stupeur de plus en plus prononcée ; douleur abdominale toujours vive à la pression ; météorisme ; pouls à 100. — Bouillon.

Le 3. Même état. La diarrhée est moins abondante que précédemment.

Le 5. Mieux apparent ce matin ; moins d'hébétude et de stupeur ; le malade parle un peu ; la douleur abdominale persiste ; la diarrhée a cessé.

Le 7. Le malade se plaint toujours beaucoup du ventre ; moins de ballonnement ; langue humide ; râles sibilants et ronflants disséminés dans les deux poumons ; pouls à 100.—Au bouillon on adjoint du lait.

Le 9. Hier soir, l'enfant était dans une prostration profonde et sans intelligence ; sa peau était brûlante ; ce matin il paraît un peu mieux ; sa peau est sèche, mais le pouls bat seulement 100 fois à la minute ; la langue est humide. Il a encore été une fois en diarrhée.— Sulfate de quinine 0,10 aujourd'hui, et 0,20 demain, en poudre. Sous-nitrate de bismuth ; eau rougie.

Le 10. Abattement très-marqué le soir ; somnolence ; cris par instants, sans motif appréciable ; la peau est assez fraîche, mais le pouls qui ne bat que 100 fois par minute est très-irrégulier. Toutes les 10 ou 15 pulsations il y a un moment d'arrêt pendant 2 secondes. — Quinine, café.

Le 11. Le pouls est plus lent ; l'intermittence est moins fréquente, elle arrive toutes les 25 pulsations environ ; les cris continuent la nuit ; stupeur ; céphalalgie ; douleurs dans le ventre ; pas de diarrhée ; pas de selles même depuis deux jours ; la langue est humide ; on ne trouve rien dans la poitrine. — Lavement émollient, sinapismes.

Le 12. L'enfant a eu une selle très-abondante de matières dures à la suite de son lavement; il dit qu'il n'a plus guère mal au ventre, il se trouve mieux; la céphalalgie a disparu; la langue est humide; l'intermittence du pouls arrive toutes les 3 ou 4 pulsations.

Le 13. La figure est meilleure; l'œil est naturel; la stupeur a disparu; la somnolence est beaucoup moindre; il n'y a pas de diarrhée; aucun râle dans la poitrine; la langue est bonne; le pouls est lent, 75, avec des intermittences à 3 ou 4 pulsations d'intervalle.

Le 14. L'enfant a saigné du nez, il se trouve mieux; il est bien éveillé et ne conserve qu'un peu d'étonnement dans le regard; l'intelligence est revenue; la langue est humide et rosée; la peau est fraîche; mais le pouls est toujours intermittent; sa lenteur augmente (60); l'haleine est fétide; quelques râles muqueux dans les poumons. — Bouillon, lait, potage, vin. On continue encore le sulfate de quinine.

Le 15. La stupeur a reparu avec la pâleur de la face; le malade répond mal aux questions qu'on lui fait; l'intermittence du pouls persiste toujours égale; pas de dévoiement. — Suppression du sulfate de quinine; sirop de quinquina, bordeaux, café.

Le 16. Epistaxis hier; l'intelligence est plus éveillée, mais lente encore; le ventre est douloureux; pas de diarrhée; pouls *idem*.

Le 17. L'enfant a encore ce matin la figure hébétée, cependant il comprend ce qu'on lui dit, mais répond lentement; langue humide; à peine quelques râles dans la poitrine; l'intermittence du pouls diminue.

Le 18. *Idem*. Pouls à 70.

Le 19. Toujours même air; la langue est bonne; l'irrégularité du pouls tend à disparaître. — Soupe, chocolat, etc.

Le 20. Le pouls est régulier aujourd'hui; la peau est fraîche; il n'y a plus de fièvre. — Une portion.

Le 28. L'enfant était en pleine convalescence, lorsque hier il fut pris de céphalalgie et de fièvre; il est triste et mélancolique, il répond lentement aux questions; son pouls est fréquent et petit, cependant la peau est sans chaleur, et l'on ne trouve aucun phéno. mène morbide dans les différents organes.

Le 29. Il n'existe plus trace de l'appareil symptomatique observé hier.

Le 31. L'enfant va très-bien, il mange une portion.

Il sort guéri vers le milieu de janvier 1863.

OBSERVATION IV.

Fièvre typhoïde avec prédominance morbide vers les séreuses articulaires et autres : plèvre, péricarde, péritoine et arachnoïde; épanchement pleurétique et broncho-pneumonie double ; souffle et frottement au cœur, douleurs dans les jointures; douleur abdominale vive, ascite; phénomènes cérébraux. Mort après 40 jours de maladie. Lésions du péricarde, de l'endocarde et du poumon.

Liotard (Albert), 6 ans, entre, le 5 novembre 1862, à l'hôpital des Enfants malades, service de M. le Dr Bouvier, salle Saint-Jean, n° 14. Il est pâle et un peu maigre, mais cependant d'une assez bonne constitution apparente. Il est malade depuis huit jours ; il a rendu beaucoup de vers à la suite d'une prise de semen-contra, il a de la toux; peau chaude; pouls à 120. Il se plaint de la tête et du ventre qui est ballonné et douloureux à la pression, il a de la diarrhée; langue rouge. On trouve de la matité et du souffle dans presque toute la hauteur du poumon gauche en arrière.

Semen-contra, bouillon.

Le 8 décembre, *idem*. Le petit malade n'a pas rendu de vers; ou supprime le semen-contra; julep diacode; on appliquera un emplâtre rubéfiant sur la partie gauche du thorax en arrière.

9 décembre, pas de dévoiement, le ventre est toujours douloureux; peau chaude, pouls à 120, souffle dans tout le poumon gauche en arrière, quelques râles sous-crépitants en haut, râles sibilants à droite, la céphalalgie continue.

L'emplâtre d'hier a soulevé l'épiderme. — Potion avec 0,10 de kermès et sirop diacode.

10 décembre (l'enfant se plaint d'une douleur dans l'articulation métacarpo-phalangienne du pouce droit), chaleur de la peau, pouls à 110; pâleur de la face, assoupissement depuis hier; à gauche le souffle est un peu moins fort, mais on en perçoit un à l'auscultation du côté droit de la poitrine; souffle à l'expiration au-dessous de l'épine de l'omoplate, pas de diarrhée. — Même traitement.

11 décembre. Assoupissement, pouls à 128, langue jaunâtre, etc. — Kermès, 0,10, *id.*

12 décembre. L'enfant est très-triste, il se plaint beaucoup, il a de la céphalalgie; pas de diarrhée, peau chaude, pouls à 140. Le souffle du côté gauche de la poitrine a repris de l'intensité, il y en a aussi à droite, mais celui-ci est moins fort; la matité est très-prononcée à gauche, de l'épine de l'omoplate à la base du poumon.

Le 13, le petit malade est couché de préférence sur le côté gauche; sa respiration est rapide (48), toujours du souffle à gauche, à droite seulement quelques râles muqueux; le ventre est toujours douloureux, peau chaude, pouls à 150, grande pâleur de la face; langue jaunâtre, large, humide et un peu collante.

Le 14, assoupissement très-marqué; on peut remuer l'enfant, l'asseoir sans le réveiller, mais la palpation du ventre le tire de son sommeil; le ventre est recouvert de sudamina; langue large, blanc-jaunâtre; on trouve à la région précordiale un bruit de frottement double, isochrone aux battements du cœur (péricardite). — Emplâtre rubéfiant, ou plutôt vésicant.

Le 15, pâleur de la face, air triste, mais non hébété, intelligence conservée; langue jaunâtre, pouls à 120, peau chaude, le souffle persiste, et le bruit de frottement aussi.

Le 16, l'enfant se plaint seulement de la tête; il est triste, il dit cependant que ça va bien, sa peau est légèrement humide de sueur; pouls à 130; *id.* au cœur et dans la poitrine.

Le 17, *idem*, douleurs et gonflement du poignet et de l'épaule droite, le souffle est limité à la partie inférieure du poumon gauche; 38 respirations, rien à droite, encore de la toux, peau chaude, pouls à 130, langue jaunâtre. L'enfant dit qu'il a faim, on lui donne à manger.

Le 18, idem.

Le 19, les douleurs des jointures continuent, ainsi que la toux, le souffle et le frottement sont moins forts; peau chaude, pouls à 130, langue rouge-brun à la pointe et sur les côtés, quelques points blanchâtres au milieu, où elle est collante; cependant l'enfant se soutient.

Le 21, œdème du scrotum, ascite peu abondante, urines chargées de sels, mais non albumineuses; le bruit de frottement est toujours très-évident, il s'y mêle du souffle endocardique profond. Le souffle pulmonaire a diminué d'intensité; il est mêlé de gros râles muqueux; la respiration s'entend très-bien à la partie supérieure du poumon; les douleurs des jointures ont disparu. — Vin blanc et diurétiques.

Les 22 et 23, *id.* L'enfant est examiné aujourd'hui par M. Roger, qui le prend pour sujet de sa clinique. M. Roger confirme le diagnostic, il attire l'attention de ses auditeurs sur l'absence d'impulsion de la pointe du cœur, la matité siégeant surtout à la partie inférieure du péricarde, tandis que le frottement existe surtout en haut, et sur la voussure précordiale.

Le 24, recrudescence des accidents; la dyspnée a augmenté, le souffle bronchique est très-intense, la matité considérable en arrière, à gauche; bronchophonie et même égophonie; toujours bruit de frottement péricardique.

Le 25, malgré la pâleur et la faiblesse de l'enfant, pouls fort et vibrant, parfois irrégulier, à 120. Le frottement et le souffle persistent au cœur, dont les battements sont irréguliers; la respiration est très-fréquente, souffle très-fort vers le tiers moyen du poumon gauche, abondante crépitation humide et superficielle.

Le 31, l'enfant paraît aller mieux, les bruits du cœur sont encore sourds, ils s'accompagnent d'un souffle doux et profond qui suit le premier bruit.

Souffle bronchique, râles superficiels.

Les renseignements suivants m'ont été communiqués par mon excellent collègue et ami Laborde qui a suivi le malade après le premier janvier, et qui a assisté à son autopsie.

4 janvier, la pointe du cœur vient battre vers le sixième espace intercostal, elle donne lieu à une espèce d'ondulation transversale qui se transmet dans une partie de l'espace; les battements du cœur sont très-énergiques, le pouls bat 130 fois par minute, l'enfant est légèrement coloré et même un peu violacé, son corps est recouvert de sueur, il a beaucoup de difficulté à respirer.

Les phénomènes de suffocation vont en augmentant jusqu'au 8 janvier, époque à laquelle l'enfant succombe.

L'autopsie est faite le lendemain.

Les pièces pathologiques sont enlevées et réservées pour la clinique de M. Roger. Malheureusement on néglige d'ouvrir les intestins; on perd ainsi l'occasion d'étudier les progrès de la réparation des ulcérations intestinales un mois et demi après le début de la maladie. Toute l'attention est portée sur le cœur et les poumons.

Cœur. Le péricardè est adhérent au cœur dans les trois quarts antérieurs et supérieurs de cet organe, et en arrière seulement en certains points. Ces adhérences sont très-solides, on ne peut les rompre sans déchirer le tissu du cœur.

La cavité péricardique, par suite de l'accollement des membranes séreuses, est très-réduite et ne renferme que peu de sérosité, 30 gr. environ. Le cœur est notablement augmenté de volume.

Quelques taches d'un blanc mat se voient disséminées à la surface de l'endocarde; deux gros caillots passifs remplissent les cavités droites; il n'y a point de lésions valvulaires appréciables.

Poumons. On ne trouve pas trace d'épanchement pleurétique ni de fausse membrane dans les plèvres; engouement très-considérable des deux poumons à·leurs bases, plus prononcé dans le gauche et plus étendu. Le tissu pulmonaire a par places l'aspect carnifié. Il est un peu friable, mais non complétement hépatisé. La pression en fait sourdre une grande quantité de spumes mêlées de sang; on remarque un peu d'emphysème aux deux sommets.

Il est infiniment regrettable qu'on n'ait examiné ni le cerveau ni les intestins; non pas qu'il puisse, à mon avis, y avoir doute sur le diagnostic; mais cette observation est tellement insolite, quoiqu'elle ne soit pas unique en ce genre, tant s'en faut, qu'une confirmation nouvelle n'était pas à dédaigner. Les lésions inflammatoires de quelques séreuses et les troubles sécrétoires des autres n'ont sans doute rien qui doive nous surprendre, en présence des affections typhoïdes si fréquentes de l'arachnoïde. Cependant cette coïncidence est trop rare pour que tout le monde, en ce cas, admette, sans plus d'examen, une relation de similitude; on y verra plutôt une fortuite complication rhumatismale. C'est une forme arthritique de la dothiénentérie.

2

OBSERVATION V.

Fièvre typhoïde à forme soporeuse, assoupissement continuel, quelques cris la nuit. Broncho-pneumonie double légère ; pas de diarrhée ; douleurs de ventre à la pression ; pouls petit, rapide. Guérison. Durée : 25 jours.

Journeux (Paul-Victor), 8 ans et demi, entre, le 7 décembre 1862, à l'hôpital des Enfants malades, salle Saint-Jean, n° 31, service de M. le Dr Bouvier. Cet enfant est pâle et lymphatique, assez maigre. Il paraît pourtant avoir toujours été d'une bonne santé ; il ne présente aucune trace de scrofule, il a la tête grosse, le front surtout est très-proéminent.

8 décembre. Il est malade depuis cinq ou six jours, il a eu de la céphalalgie et de l'assoupissement, ces symptômes persistent encore ; son regard est étonné, cependant il entend bien et répond bien aux questions. Pommettes colorées, langue sèche et rouge sur les bords et la pointe ; ni douleurs de ventre, ni diarrhée, mais gargouillement fin dans la fosse iliaque droite ; un peu de météorisme, pas de taches lenticulaires sur l'abdomen ; toux légère, on trouve des râles sibilants et muqueux à droite en arrière et un peu d'obscurité de son à la percussion.

La peau est chaude et le pouls bat 130 fois par minute. — Julep, sirop diacode, 5 gr.; lait.

Le 9. Il est resté assoupi hier toute la journée, il s'endort même quand il est assis ; hébétude de la face, râles muqueux à droite, langue collante, pas de dévoiement, peau chaude, pouls à 130.

Le 10. Le ventre est douloureux à la pression, langue blanchâtre, toujours des râles dans la poitrine ; l'assoupissement continue. — On supprime le sirop diacode, que l'on remplace par 0,10 de sulfate de quinine ; le reste, *idem*.

Le 11, la respiration est accélérée et bruyante, toux fréquente, râles sibilants et muqueux des deux côtés de la poitrine, principalement à droite, ventre ballonné, douloureux à la pression, surtout à droite, pas de diarrhée, la somnolence persiste, pâleur de la face, peau brûlante, pouls à 124, petit, dépressible.

Sulfate de quinine, 0,10 ; cataplasmes laudanisés sur le ventre ; bouillon et vin.

Le 12. Il a été hier une fois à la selle sous l'influence d'un lavement ;

pouls régulier, à 120, toujours de l'assoupissement, l'enfant répond cependant aux questions qu'on lui fait, dit qu'il n'a mal nulle part. — Lavement de camomille ; café, quinine.

Le 13. L'enfant est éveillé ce matin ; il est pâle, sans stupeur ; peau chaude, pouls à 120, ondulent, la toux persiste, on trouve en effet des râles sibilants et muqueux nombreux des deux côtés de la poitrine, 30 respirations par minute.

Le 14, l'enfant dort profondément, il ne manifeste pas de douleur à la pression du ventre ; peau chaude, pouls à 110, respiration un peu bruyante, langue blanchâtre au milieu, rosée autour.

Le 15, assoupissement, stupeur, pâleur, pouls régulier, à 110, peau chaude, râles soufflants, sibilants et muqueux dans la poitrine des deux côtés, deux selles. — On continue le sulfate de quinine.

Le 16, l'enfant a crié la nuit, cependant il dit que rien ne lui fait mal ; il a été hier trois fois à la selle en diarrhée, langue humide, pouls à 110. — Lavement de camomille.

Le 17. Le malade est bien éveillé ce matin, il est moins abasourdi, mais la respiration est encore rapide, à 40 ; il y a des râles sibilants dans les poumons et quelques râles muqueux ; pouls à 120 ; langue jaunâtre au milieu, blanche sur les côtés, et vers la pointe.

Le 18, *idem.* Bon aspect de la physionomie malgré la pâleur-sourire ; peau chaude ; pouls à 120.

Le 19. L'enfant se trouve bien, il est très-éveillé ; pouls toujours à. 120 et peau chaude ; langue rouge à la pointe ; toux, râles sibilants nombreux à droite, encore quelques râles muqueux à gauche. — Il prend du bouillon.

Le 20, la fièvre a diminué ; pouls à 100.

Le 25, il n'y a plus ni toux ni fièvre, il reste seulement une grande pâleur et une grande faiblesse ; l'enfant est mis aux toniques et à une alimentation plus substantielle.

Le 31, il va très-bien, pouls à 80. Il sort guéri vers le milieu de janvier.

OBSERVATION VI.

Fièvre typhoïde à prédominances cérébrale et pulmonaire. Délire, somnolence, coma, prostration, résolution des membres; signes d'une broncho-pneumonie double; déglutition difficile; à peine de la diarrhée; douleur du ventre à la pression; taches lenticulaires; pas d'épistaxis. Durée : 15 jours. Mort. Distension des vaisseaux cérébraux périphériques; plaques rouges, avec épaississement de l'arachnoïde; sérosité sous-séreuse; congestion marquée des circonvolutions; congestions apoplectiformes des poumons, péritonite, ulcérations des plaques de Peyer; ulcérations de la vésicule du fiel.

Varchet (Albert-Léon), 15 ans, entré le 30 novembre 1862 à l'hôpital des Enfants malades, salle Saint-Jean, n° 35, service de M. Bouvier. Ce jeune garçon paraît fort et bien constitué : ses muscles sont bien développés, sa poitrine est large, son embonpoint moyen. Tempérament sanguin. Aucune trace de scrofule, santé toujours bonne.

Il est malade depuis huit jours. Au début, courbature, céphalalgie frontale intense, somnolence, vomissements et diarrhée.

1er décembre. Aujourd'hui, il est dans la prostration. Ses réponses sont difficiles et lentes. Face rouge avec une expression d'hébétude très-marquée; langue extrêmement sèche et dure à la face supérieure; dents fuligineuses. Pouls peu fréquent, large, et presque redoublé, chaleur de la peau modérée. Douleur abdominale vive généralisée, arrachant sous la moindre pression des plaintes au malade; gargouillement dans la fosse iliaque droite; un peu de météorisme; deux ou trois taches rosées lenticulaires à la région ombilicale. Râles sibilants disséminés dans les deux poumons.

Eau de gomme, julep diacode, sous-nitrate de bismuth; diète.

Le 2. Délire bruyant pendant presque toute la nuit passée; état ataxo-adynamique très-prononcé; pulvérulence des narines, hébétude des traits. Indifférence aux questions adressées; tendance invincible au sommeil, un peu de dyspnée. — Julep, sulfate de quinine, 0,10; sinapismes; bouillon.

Le 3. Un peu moins de délire; stupeur, fétidité remarquable de l'haleine. La déglutition des liquides est impossible; ils s'accumulent dans la bouche, puis ils s'écoulent passivement quelques instants plus tard pendant le sommeil qui persiste toujours. Les crachats séjournent dans le pharynx qui est rouge et recouvert de matières pultacées. La diarrhée continue.

Le 4. Un peu de rémission apparente dans tous les symptômes; les liquides sont mieux avalés; toutefois ils provoquent la toux, et une partie est rejetée; moins de stupeur. Le malade semble prêter attention aux questions qu'on lui adresse, mais il n'y répond pas. La diarrhée diminue.

Le 6. La diarrhée a cessé. Le malade, qui n'avait pas été ausculté depuis le 1er décembre, à cause de la difficulté de le remuer et de le tenir assis, car il se laissait tomber comme une masse inerte, est ausculté aujourd'hui, et l'on trouve une pneumonie très-étendue vers le milieu du poumon droit. Matité, souffle tubaire, râles muqueux tout autour ; respiration haute, suspirieuse; état presque comateux. Le malade se réveille comme en sursaut quand on lui imprime des mouvements. Pouls vibrant et très-fréquent. On applique un emplâtre rubéfiant.

Le 7. *Idem.* On trouve de plus des râles sous-crépitants à gauche en arrière.

Le 8. La mort est imminente.

Le 9. Le malade est mort hier dans la journée.

Le 10. Autopsie trente-six heures après la mort. *Encéphale.* Les sinus, les veines de la pie-mère sont gorgés de sang noir. L'arachnoïde est rouge et légèrement épaissie sur les parties latérales des hémisphères. Cette rougeur en certains points occupe une étendue de quelques centimètres carrés, et elle résiste au lavage; en d'autres, elle se présente sous forme d'arborisations et de stries. On trouve également quelques plaques laiteuses de 2 à 4 centimètres de superficie à la partie supérieure de la face convexe du cerveau, dans le voisinage de la faulx. Les membranes sont un peu adhérentes à la substance grise des circonvolutions, qui est piquetée de points rouges très-confluents. Cependant, en les enlevant, on n'arrache aucune parcelle nerveuse ramollie. Quant à la substance blanche, elle est ferme, mais congestionnée, et sur chaque coupe on observe un sablé très-abondant. En pressant sur la face inférieure des lobes, au niveau des ventricules latéraux, une grande quantité de liquide reflue de ces derniers dans le quatrième. La sérosité sous-arachnoïdienne est assez abondante.

Poumons. — Ils sont tous deux plus lourds qu'à l'ordinaire et ne

crépitent guère sous la main qui les presse que sur la moitié de leur
surface, particulièrement dans la partie périphérique pour le gauche,
et dans la partie latérale et antérieure pour le droit. Le reste est
dense, friable, et gorgé de sang ; mais les lésions sont plus avancées
dans l'un que dans l'autre. Tandis que le sommet et la base du poumon droit présentent, dans des espaces parfaitement limités, une
teinte noire très-marquée, et qui tranche sur celle des parties voisines, qu'un sang noir s'en écoule abondamment à la coupe, et que les
doigts y pénètrent sans peine ; la face postérieure du poumon gauche
offre une couleur plutôt violacée, mais encore nettement séparée de
celle du tissu environnant qui est rosée ; la coupe laisse échapper de
la sérosité mêlée au sang, et le parenchyme est plus résistant à la déchirure. Des deux côtés, la coloration a des limites nettes comme dans
l'apoplexie ; ces limites coïncident-elles avec les divisions lobulaires ?
La consistance des parties malades se rapproche de celle de la rate.
Les parcelles de poumon que l'on jette dans l'eau tombent au fond,
mais elles remontent ensuite lentement à la surface du liquide. Nous
ne voyons pas là une hépatisation franche : c'est une sorte de congestion apoplectiforme d'une grande intensité, variable pourtant selon
les régions, avec extravasation dans les tissus de sang ou de liquide
séro-sanguinolent.

Cavité abdominale. — Toute la superficie du péritoine est humide et recouverte d'une légère couche de lymphe plastique épanchée ; quelques fausses membranes se voient sur la face supérieure du
foie et sur la face inférieure du diaphragme. Un grand nombre d'arborisations vasculaires se dessinent sur les anses de l'intestin. En ou-
vrant cet organe, on trouve çà et là des plaques réticulées et gonflées
s'élevant d'un millimètre environ au-dessus de la surface muqueuse,
mais il faut arriver jusqu'à 1 décimètre de la valvule iléo-cæcale
pour trouver une ulcération arrondie, taillée à pic, large comme une
pièce de 50 centimes. Il en existe une autre encore un peu plus loin
et deux follicules ulcérés se montrent sur le bord de la valvule.

Les ganglions mésentériques sont hypertrophiés et non ramollis ;
la rate est un peu volumineuse et assez ferme. La vésicule biliaire est
distendue par de la bile. On trouve dans son intérieur deux ulcérations de la muqueuse, arrondies, de 2 centimètres de diamètre, taillées
à pic et recouvertes sur leur fond d'une mince couche de matière ver-
dâtre solidifiée. En un autre point, la muqueuse est soulevée par une

collection de bile qui est comme enkystée au-dessous d'elle. Est-ce par ce mécanisme que se sont formées les deux ulcérations précédentes?

OBSERVATION VII.

Fièvre typhoïde à prédominance cérébrale et pulmonaire. Début brusque; délire; coma, cris hydrencéphaliques; résolution des membres, strabisme; broncho-pneumonie; pas de diarrhée; pas d'épistaxis; pouls fréquent et faible. Durée : 14 jours. Mort. Congestion cérébrale périphérique : rougeur des circonvolutions et de l'arachnoïde épaissie; taches lactées, sérosité arachnoïdienne et ventriculaire; hémopneumonie; plaques de Peyer ulcérées.

Prut, 11 ans, entré le 2 décembre 1862 à l'hôpital des Enfants, salle Saint-Jean, n° 31. Il est malade depuis onze jours, il est dans le coma. Facies coloré, langue sèche, râpeuse; fuliginosités dentaires; douleurs abdominales très-vives augmentées par la pression; un peu de météorisme; pas de taches lenticulaires. Pouls très-faible et fréquent.

Le 3. Hier soir, après la visite, vomissements de mucosités mêlées de vin. En ce moment, prostration extrême; à peine si l'on peut tenir le malade sur son séant pour l'ausculter; sa tête retombe sur son épaule; râles muqueux disséminés des deux côtes de la poitrine; dyspnée. Lait, bouillon.

Le 4. Prostration, hébétude des traits, strabisme; diarrhée abondante, selles involontaires. L'enfant semble sortir par moments de sa torpeur pour pousser des cris plaintifs.

Le 5. Strabisme très-prononcé, facies cérébral; cris comme hydrencéphaliques, surtout quand on remue le malade. Matité au sommet du poumon droit; râles sous-crépitants très-abondants dans les deux poumons.

L'enfant meurt dans la journée.

Autopsie le 7 décembre au matin.

Cerveau. — A l'ouverture de la dure-mère, il s'écoule une quantité notable de sérosité sanguinolente. Le système veineux du cerveau est dilaté et variqueux et rempli d'un sang noir. L'arachnoïde est rosée et arborisée dans une grande partie de son étendue. Sur les faces latérales des hémisphères, dans un espace de quelques centimètres carrés, on trouve des plaques rouges épaisses nettement délimitées. A la partie supérieure des hémisphères et au niveau de la scissure de Sylvius, sur laquelle ils s'étendent comme un voile, on trouve des tractus et des opacités blanchâtres, des taches lactées comme dans la péricardite; la séreuse en ces points est visiblement épaissie. Au-dessous, les vaisseaux de la pie-mère sont notablement distendus. Il existe quelques adhérences des membranes avec la superficie des circonvolutions. La substance grise des circonvolutions est le siége d'un piqueté très-serré, mais elle a conservé sa consistance. Il en est de même de la substance blanche qui est ferme. Les ventricules latéraux sont un peu dilatés et contiennent une certaine quantité de liquide séreux mélangé d'une faible quantité de sang. Ils sont vascularisés à leur surface interne. Les bandelettes optiques paraissent parfaitement saines. Le bulbe, la protubérance et le cervelet ne présentent aucune altération appréciable.

Poumons. — Toute la partie postérieure et centrale du lobe inférieur du *poumon gauche*, sur une largeur de 5 centimètres et dans toute la hauteur du lobe. a une teinte brune, rouge-noirâtre, un aspect apoplectique. A la coupe, cette partie a une couleur rougevineux, et il s'en écoule du sang par la pression; le tissu est dense et friable, mais moins que dans l'hépatisation véritable. Il ne reste pas au fond de l'eau, il plonge d'abord, puis il revient lentement à la surface du liquide; c'est une sorte d'apoplexie, de pneumonie congestive ou de pneumonie hématique, si je puis ainsi dire. Une partie du lobe supérieur présente dans une petite étendue une altération voisine, mais moins tranchée; le parenchyme est encore crépitant. Il existe de l'emphysème intervésiculaire dans le reste des deux lobes.

Poumon droit. — Au sommet et à la partie postérieure, dans la moitié de l'étendue du lobe supérieur et dans les 2 cinquièmes du lobe inférieur, teinte rouge-noirâtre moins foncée pourtant que du côté gauche, écoulement de sérosité sanguinolente de la partie coupée, surnatation. C'est toujours la même lésion, mais moins avancée que tout à l'heure. Emphysème intervésiculaire au bord tranchant du poumon droit.

Abdomen. — Dans les 10 derniers décimètres de l'intestin grêle on aperçoit à travers le péritoine six plaques rouges de la largeur d'une pièce de 50 centimes à celle d'une pièce de 2 francs. Après l'ouverture de l'intestin. nous trouvons la valvule rouge et injectée. Aux surfaces rouges du péritoine viscéral correspondent des plaques de Peyer saillantes sur les bords. Au milieu seulement ulcération commençante, ne dépassant pas le tiers de l'épaisseur de la muqueuse.

Le gros intestin ne présente aucune altération. Les ganglions mésentériques sont gonflés en petit nombre et ont conservé leur aspect normal. La rate est un peu augmentée de volume. Le foie paraît sain.

§ 2. *Résumé des observations précédentes et réflexions.*

Les enfants qui font les sujets des observations précédentes ont été suivis par nous dans le service de M. le Dᵣ Bouvier, en même temps que quelques autres, dont nous avons omis de rapporter ici l'histoire, parce qu'elle concorde tout à fait avec celle des premiers.

Entrés à l'hôpital des Enfants à courts intervalles, pendant les deux derniers mois de l'année 1862, ils en sont sortis de même presque simultanément, ceux qui ont guéri du moins, après nous avoir offert, avec une uniformité remarquable, de très-beaux exemples de ce que l'on appelle la *forme cérébrale* et la *forme thoracique* de la fièvre typhoïde.

Ce qui ressort en effet au premier examen des observations qu'on vient de lire, c'est que la dothiénentérie s'est principalement manifestée, dans cette petite épidémie, par des symptômes graves vers les centres nerveux et vers les poumons. Dans tous les cas de fièvre putride sans doute, il existe des troubles pathologiques vers ces organes importants, mais ils sont habituellement primés par les phénomènes intestinaux qui sont si ordinaires qu'ils ont pu, à une certaine époque et avec quelque apparence de vérité, mériter à cette maladie le nom de gastro-entérite ou d'entérite folliculeuse, etc. Ici, au contraire, les rôles sont renversés ; et ces derniers, si souvent en évidence, sont presque dissimulés, pendant que les autres surgissant avec une violence inaccoutumée, dominent la scène et attirent toute l'attention. Aussi un praticien léger ou inexpérimenté pourrait-il ne voir parfois qu'une méningite ou une pneumonie là où il existe une maladie plus générale, dont ces affections, quoique nettement localisées en apparence, et assez graves pour interrompre par elles-mêmes rapidement le cours de la vie, ne sont que des manifestations plus ou moins vives complétement sous sa dépendance. Nous allons présenter une analyse succincte des observations.

§ 3. *Début.*

Dans tous les cas le début a été brusque et sans prodromes, et presque toujours violent. Chez Fruchart seul (obs. 1), il a été lent et insidieux ; il n'a pas davantage été précédé de phénomènes précurseurs. Les taches rosées lenticulaires n'ont été notées, il est vrai, chez ce dernier qu'au bout d'une vingtaine de jours de maladie, mais l'état de maigreur extrême du sujet indiquait que le début véritable ne devait être guère moins éloigné.

Les premiers symptômes ont été une céphalalgie très-forte, des étourdissements, des bourdonnements d'oreille, — de l'assoupissement une fois (obs. 5), du délire deux fois (obs. 3 et 5), du point de côté et de la toux 1 fois (obs. 2), des vomissements 2 fois (obs. 6 et 7), de la diarrhée 1 fois (obs. 3) avec météorisme.

§ 4. *Appareil digestif.*

Nous passerons rapidement sur certains phénomènes pathologiques qui n'offrent ici rien de spécial, pour nous arrêter seulement sur les principaux.

Je signalerai un cas d'angine pultacée (obs. 6); je reviendrai plus loin sur ce sujet, à propos de quelques malades de la Maison municipale de santé.

Vomissements. — Les vomissements sont notés deux fois dès le commencement de la dothiénentérie, chez deux malades, qui eurent un peu plus tard une fièvre cérébrale.

Météorisme. — Le ventre n'a jamais présenté un ballonnement considérable. — Nous n'avons pas vu de ces atonies de l'intestin, dont il est question dans quelques descriptions de fièvre typhoïde de l'enfance. — Mais si le météorisme n'a pas pris des proportions démesurées, il n'a manqué que chez Fruchart (obs. 1), entré à l'hôpital au 15e ou au 18e jour de la maladie. Ce signe doit être pris en sérieuse considération, quand le diagnostic est douteux, et particulièrement s'il y a prédominance des symptômes cérébraux; car dans la méningite simple ou tuberculeuse, c'est la rétraction des parois abdominales qui existe à la place du météorisme. Dernièrement nous avions sous les yeux (obs. 22) un jeune homme souffrant depuis huit ou dix jours d'une céphalalgie intolérable et d'une insomnie continue, ayant eu, disait-il, de la fièvre, n'allant que difficilement à la selle. — Avec tout cela — signes de tubercules dans les poumons et pouls lent, mais ventre ballonné et douloureux à la pression vers la fosse iliaque droite. Il y avait, comme on voit, de bonnes raisons pour croire à une méningite tuberculeuse; cependant M. Cazalis ne s'y laissa pas tromper; il diagnostiqua une fièvre cérébrale typhoïde, et il nous démontra l'importance du signe dont il est question ici. — Quelques jours après l'autopsie compléta la démonstration.

Taches rosées lenticulaires. — Sans aucun doute, les taches lenticulaires ont une valeur imposante, et quand on les aperçoit, le problème du diagnostic est singulièrement simplifié ; malheureusement elles n'existent pas toujours, et elles font défaut précisément dans les cas où leur présence serait de la plus grande utilité. — Ainsi nous les avons vues manquer chez la moitié de nos dothiénentériques et en particulier chez un de ceux qui succombèrent (obs. 7), et dont la muqueuse intestinale présentait une éruption en pleine évolution.

Gargouillement et douleur abdominale. — Le gargouillement de la fosse iliaque droite est indiqué deux fois seulement.

Malgré un examen minutieux, il n'a pas été constaté chez 5 malades ; ce qui se comprend facilement, puisque la constipation ou du moins l'absence de diarrhée fut la règle. — Il n'en a pas été de même de la *douleur abdominale,* ou du moins de la *douleur provoquée* par la palpation du ventre, qui n'a jamais manqué ; elle était généralement limitée dans le flanc droit ; elle n'était diffuse et très-aiguë en même temps que dans un cas (obs. 6) où l'autopsie a démontré l'existence d'une péritonite. Elle paraît avoir été toujours assez vive, car la plupart des enfants, que rien ne pouvait tirer de leur somnolence pendant la matinée, en sortaient immédiatement, dès qu'on leur pressait sur le ventre, et se plaignaient amèrement.

Le sujet de l'observation 4 seul avait une douleur *spontanée* qui le faisait souvent crier ; peut-être existait-il chez lui une poussée inflammatoire, du côté de la séreuse péritonéale, comme du côté du péricarde et de la plèvre.

Diarrhée. — La diarrhée, chez ceux qui en furent atteints, n'a jamais été abondante ni de longue durée. — Fréquemment au bout de quelques jours elle se supprima, pour faire place à des symptômes graves vers un organe important. Ainsi chez Liotard (obs. 4) elle disparut pour ne plus revenir, malgré l'emploi du kermès, le lendemain du jour où une pleuro-pneumonie s'était développée à gauche. Chez Rodes (obs. 3), quoiqu'elle eût été notable les premiers jours, elle se suspendit dès le septième, et les phénomènes cérébraux et thoraciques prirent de l'extension. Chez Varchet (obs. 6) elle a été très-éphémère, et s'est bientôt effacée devant l'apparition des manifestations céphaliques. Chez Villiot (obs. 2) et chez Prut (obs. 7) elle s'est à peine montrée, et chez Journeux (obs. 5) elle a fait complétement défaut.

Il n'y a pas eu d'entérorrhagie ni de perforation intestinale. — Les ulcérations peu nombreuses d'ailleurs n'ont pas dépassé la tunique muqueuse, et même la moitié de son épaisseur, dans les cas où l'autopsie a été pratiquée.

§ 5. *Appareil respiratoire.*

Dans tous les faits, les signes physiques, accusant une affection pulmonaire constante, ont été les mêmes, et les lésions cadavériques correspondantes n'ont présenté que des variantes d'étendue et de degré. La nature en a toujours été identique. C'était une sorte de pneumonie hémoptoïque, un état anatomique voisin en apparence de l'hépatisation rouge et de l'apoplexie, et n'étant pourtant ni l'une ni l'autre, mais empruntant des deux côtés des caractères qui auraient pu, à première vue, le faire prendre pour l'une ou pour l'autre, si on les eût considérées isolément.

La marche de l'affection était celle de la broncho-pneumonie ou de la pneumonie lobulaire.

L'évolution en a toujours été si régulière et si uniforme, qu'il nous était facile, par ce que nous trouvions la veille, de dire ce qui serait le lendemain. Elle cheminait des petites bronches aux cellules et au parenchyme pulmonaire. Ainsi on trouvait d'abord des râles sibilants disséminés et rares, puis plus nombreux et véritablement humides, et ensuite une légère rudesse de la respiration, ce qui était l'indice presque infaillible de l'arrivée prochaine des vrais râles muqueux.

Aux râles muqueux succédaient rapidement les râles sous-crépitants, parfois les crépitants, et même le souffle. Alors les phénomènes physiques restaient quelque temps stationnaires, puis ils décroissaient lentement en suivant une marche inverse à celle que nous venons de décrire, si la maladie devait se terminer par la guérison; — si l'issue devait être funeste, ils s'étendaient encore. Les deux poumons étaient toujours frappés à la fois, et pourtant l'un des deux l'était très-souvent plus vivement que l'autre.

La lésion des poumons avait, au premier coup d'œil, un singulier aspect, qui a dérouté tout d'abord nos yeux habitués à voir des choses un peu différentes. — Dans les points correspondants à ceux où l'on trouvait, pendant la vie, les signes physiques énoncés plus haut, on apercevait, sur une étendue variable, une teinte brune plus ou moins foncée, passant du rouge sombre au violacé et au noir, mais égale partout et exactement circonscrite; ayant des bords abruptes, qui tranchaient nettement sur la couleur rosée du tissu voisin. C'est qu'en effet la lésion n'était pas plus avancée au centre qu'à la périphérie ; elle ne s'accroissait pas non plus par gradation de la superficie aux parties profondes ; elle était identique dans toutes ses parties et se présentait sous la forme *d'un noyau compacte,* dont la base avait de 30 à 50 centimètres carrés. — Il y avait d'ailleurs plusieurs noyaux complétement séparés ; ainsi dans notre première autopsie nous avons vu deux noyaux dans chaque poumon, occupant l'un le lobe supérieur et l'autre le lobe inférieur ; le lobe moyen du poumon droit était sain ; — et dans la seconde, nous avons trouvé deux noyaux dans le poumon droit, l'un dans le lobe supérieur et l'autre dans le lobe inférieur et un seul dans l'épaisseur du lobe inférieur du poumon gauche. Ils n'étaient pas tous au même degré, ils offraient des nuances diverses, quand on y regardait d'un peu près, et ceux d'un côté étaient plus avancés que ceux du côté opposé ; cette différence concordait admirablement avec ce qui avait été observé pendant la vie.

La coloration noire correspondait à un tissu dense et ferme en apparence, cédant pourtant sous la pression du doigt, mais se déchirant beaucoup moins facilement que des lobules hépatisés. A la coupe il s'écoulait abondamment un sang noir et pur, ou mêlé à de l'écume bronchique, selon le degré. — Il n'y eut jamais de suppuration. Une parcelle détachée et jetée dans l'eau coulait d'abord au fond, puis revenait lentement à la surface, de manière à affleurer presque mathématiquement la superficie du liquide ; sa densité était donc presque égale à celle de l'eau, mais inférieure à celle des parties parvenues à l'état d'hépatisation. Ainsi, comme nous l'avons annoncé, nous trouvons

là plusieurs des caractères de la pneumonie et de l'apoplexie (infiltration sanguine), et ce n'est absolument ni
l'une ni l'autre, c'est une pneumonie apoplectiforme, une
hémo-pneumonie.

Quoi qu'il en soit, il est certain que cette affection qui
attaque presque toujours les deux poumons à la fois, et
souvent plusieurs lobes de chaque organe, est une chose
grave ; et qu'elle doit lourdement peser dans la balance,
quand il s'agit de poser le pronostic d'une dothiénentérie.

§ 6. *Appareil encéphalique.*

Les symptômes cérébraux ont prédominé dès le début
de la maladie et pendant tout son cours, de pair avec les
phénomènes thoraciques. Dans les cas où la mort devait
arriver, ils augmentaient d'intensité constamment jusqu'à
la terminaison. Quand la guérison devait avoir lieu, ils
commençaient à disparaître progressivement, à partir du
vingtième jour environ.

C'étaient, dès les premiers temps, une céphalalgie très-
vive, quelquefois intolérable, des étourdissements, des
bourdonnements d'oreille ; de la stupeur, des rêvasseries,
du subdélirium, de la somnolence et puis du délire et du
coma. Parmi les malades, les uns avaient un délire tranquille, et les autres un délire bruyant, avec une grande
agitation, mais pourtant habituellement sans violence. Le
délire arrivait surtout la nuit : alors ils étaient tourmentés
par une insomnie invincible et ils poussaient des cris presque continuels, tantôt des cris plaintifs, tantôt des cris
réellement automatiques. Le jour et surtout le matin l'assoupissement et le coma dominaient : coma profond dont

on ne pouvait tirer les petits malades, qui se laissaient remuer dans leur lit comme des statues ; ou coma léger, dont ils sortaient dès qu'on les harcelait un peu, mais dans lequel ils rentraient aussitôt. Ces variétés appartenaient à des époques différentes de l'affection ; car il est vrai de dire que la plus grande uniformité a régné dans les symptômes et dans la marche des différents cas. Le délire bruyant et l'agitation excessive sont d'un pronostic éminemment plus fâcheux que le coma, car ils indiquent des lésions plus difficilement curables. Voici un autre signe de mauvais augure, qui a été observé plus rarement ; je veux parler du *strabisme* qui a existé chez un seul malade (obs. 7), lequel a succombé.

Je me borne en ce moment à faire l'énumération pure et simple de ces symptômes, comme je ferai tout à l'heure celle des lésions anatomiques ; je chercherai plus loin à en établir la signification et à démontrer la corrélation entre ces deux ordres de phénomènes.

Il me reste à noter, pour en finir brièvement, l'irrégularité du pouls qui a été très-remarquable chez Rodes (obs. 3), et l'absence d'épistaxis chez tous nos malades, et j'arrive à l'anatomie pathologique.

Dans les deux autopsies que nous avons faites avec notre excellent ami et savant collègue V. Laborde, nous avons trouvé tous les vaisseaux phériphériques de l'encéphale remplis de sang, les sinus de la dure-mère gorgés de caillots noirs, le réseau de la pie-mère turgescent, et les capillaires du cerveau dilatés.

La grande cavité arachnoïdienne contenait une certaine quantité de liquide, les mailles du tissu cellulaire de la pie-mère en étaient infiltrées, de sorte que la séreuse, en plusieurs points, se trouvait séparée de la substance nerveuse,

3

par une couche de sérosité de quelques millimètres d'épaisseur. Les ventricules latéraux et le postérieur, sans avoir augmenté de capacité, en étaient également remplis. En somme, il y en avait de 200 à 300 gr. dans tout l'encéphale.

L'arachnoïde, arborisée dans une grande étendue, offrait ailleurs un piqueté plus ou moins serré ; mais ce qu'elle avait de plus remarquable, c'étaient des plaques rouges disséminées principalement à sa partie supérieure et sur ses parties latérales, de quelques centimètres carrés de largeur, épaisses, opaques, résistant au lavage, résultat manifeste d'une inflammation, ayant déterminé des dépôts de lymphe plastique. En d'autres points et sur une plus large superficie on y trouvait des taches lactescentes et des opacités blanchâtres; même lésion que la précédente, mais seulement d'un âge différent.

Les méninges, l'arachnoïde et la pie-mère ainsi enflammées, étaient adhérentes par places aux circonvolutions, et plus difficiles à enlever qu'à l'état normal. Au-dessous d'elles, le cerveau de gris était devenu rosé, précisément dans les espaces où l'adhérence était notable, et il offrait un piqueté très-abondant, ne disparaissant nullement sous un courant d'eau ; il avait conservé sa consistance ordinaire. Ce n'était pas encore de l'encéphalite, mais tous les matériaux nécessaires à son invasion étaient prêts ; c'était une congestion inflammatoire. La substance blanche était saine.

DEUXIÈME PARTIE

Des diverses manifestations de la fièvre typhoïde.

CHAPITRE Ier.

NATURE DES MANIFESTATIONS ; DÉFINITION.

§ 7. — Nous venons de voir la fièvre typhoïde, ayant tous les caractères de l'épidémicité, revêtir une forme spéciale, manifester son existence par des phénomènes pathologiques sérieux vers l'encéphale et les poumons, et montrer une préférence marquée pour ces organes, comme s'ils eussent été réellement ses lieux d'élection. Toute la violence de ses atteintes semblait portée de leur côté. Elle nous offrit donc un spécimen de ce que l'on nomme souvent les anomalies et les complications thoraciques et cérébrales de la dothiénentérie. J'étais assez disposé à accepter la théorie renfermée dans ces deux mots, sans la discuter, sans réfléchir même à ce qu'elle peut avoir de défectueux, lorsque je fus appelé à suivre sur une plus grande échelle des exemples semblables mais plus nombreux, plus nets et plus décisifs. La petite épidémie de la fin de 1862 n'était en effet que le préliminaire de la grande et grave épidémie qui vient de régner pendant l'année 1863, et dans laquelle nous avons puisé largement les types qui nous avaient frappé à l'*hôpital des Enfants,* Nous avons reconnu que le génie épidémique est plus fort que l'âge, la constitution et le tempérament, et qu'il imprime aux états morbides un

cachet qui se plie moins qu'on ne saurait le croire à
priori à ces causes plus apparentes que réelles de variétés.
Tous les cas réunis semblables entre eux, agrandissant le
champ de l'observation, nous montrèrent que les anomalies
étaient singulierement communes, et que tout n'était que
complication, à partir du moment où la maladie prenait un
caractère plus ou moins sévère. Initié aux opinions de
mon excellent maître M. Cazalis, je n'ai pas hésité à admettre avec lui que ces accidents dits anormaux et beaucoup d'autres que nous étudierons dans la suite doivent
être considérés comme des manifestations pures et simples
de la dothiénentérie. Ces manifestations sont plus redoutables que d'ordinaire sans doute, elles sont influencées par
le génie épidémique, mais elles n'ont subi aucune transformation, aucune déviation ; elles ont été entraînées à une
extension et à un développement inaccoutumés, peut-être
excessifs, mais elles n'ont pas changé de nature.

Qu'est-ce donc en effet que la fièvre typhoïde? c'est,
nous dit-on, dans nos livres classiques, une maladie aiguë
fébrile, caractérisée anatomiquement par le gonflement et
une altération spéciale des follicules intestinaux et l'engorgement des ganglions mésentériques correspondants,
et symptomatiquement par de la fièvre, par du dévoiement, du météorisme, de la douleur de ventre, du subdelirium, un état de stupeur et de faiblesse, des râles sibilants
dans la poitrine et une éruption de taches et de sudamina
sur la peau. Voilà le tableau résumé d'une entéro-mésentérite *bénigne*, à laquelle il manque certains caractères
anatomiques peu marqués sans doute, mais constants. Tel
qu'il est, il indique que toute dothiénentérie présente des
phénomènes morbides vers l'intestin, vers l'encéphale,
vers la poitrine, vers la peau et vers le système circula-

toire. Et bien ! ces phénomènes morbides sont légers ou graves selon les·cas, mais ils sont toujours de même espèce, et ils ne varient que d'intensité. Que l'on trouve donc du subdelirium ou du vrai délire, du râle sibilant ou du râle sous-crépitant, une diarrhée peu abondante ou une diarrhée profuse, un peu d'affaiblissement ou une adynamie extrême, nous démontrerons que c'est toujours la même chose, et que la lésion anatomique correspondante est toujours de la même nature et de la même forme. De sorte que nous nous croyons en droit de dire qu'une fièvre typhoïde légère et une fièvre typhoïde grave reconnaissent absolument le même type ; que la première renferme en petit toutes les manifestations de la seconde, et que la seconde reproduit toutes celles de la première avec un grossissement plus ou moins considérable pour quelques-unes.

D'un autre côté, dans la dothiénentérie légère, il y a entre ses divers phénomènes *équilibre* plus ou moins exact, et une sorte de *balancement mutuel* salutaire qui détermine la *bénignité*. Dans la dothiénentérie grave, le *système de compensation* est brisé, et les manifestations modérées s'effacent devant une *prédominance morbide formidable* qui se prononce vers un ou plusieurs viscères, et qui établit la plupart du temps la *malignité*. Entrons dans quelques développements.

§ 8. — Parmi les maladies, la dothiénentérie est sans contredit l'une des plus générales. Il n'y a pas dans l'économie un appareil, un organe, un tissu qui ne soit susceptible d'être touché par elle, lorsqu'elle est en puissance. Mais toutes ses atteintes ne sont pas fatales et nécessaires, ni les lésions qui les représentent, et tous les organes ne sont jamais frappés à la fois; Il n'y a de fatales et de né cessaires que les *altérations de l'iléon*, qui sont tellement constantes, que beaucoup d'observateurs ne recherchent qu'elles, et les considèrent comme le *caractère anatomique unique* de la maladie; c'est ce que nous avons vu plus haut. De son côté, l'illustre Bretonneau qui les a étudiées avec tant de soin et de talent, n'hésite pas à les comparer et à les assimiler aux éruptions externes des fièvres éruptives. En effet, l'éruption intestinale de l'entéro-mésentérite typhoïde est aussi caractéristique par elle-même que l'éruption cutanée de la variole ou de la scarlatine. Elle a un siége invariable, elle arrive à époque fixe, elle est confluente ou discrète, elle a une évolution déterminée, et son élément pathologique suit sa marche comme la pustule variolique, en passant par divers états prévus. La différence la plus tranchée qui existe entre elles est celle-ci : la première se produit sur un point spécial du tégument interne, au lieu d'avoir lieu, comme la seconde, sur le tégument externe ; énanthème à la place d'exanthème. Cette différence n'est pas capitale, on en conviendra. D'ailleurs l'éruption typhoïde, par sa forme et son aspect même dans certains cas, rappelle l'éruption varioleuse.

Que l'on se reporte aux observations 9 et 24, et l'on verra des lésions fort bien caractérisées sur la muqueuse de l'iléon ressemblant, à s'y méprendre, à celles que l'on observe sur la peau dans la petite vérole : des follicules saillants très-rapprochés, ayant tout à fait le volume et la figure des pustules varioliques au quatrième ou au cinquième jour. Quelques-uns même présentaient un ombilic. Ils occupaient une étendue de 2 mètres. Je fus étonné de cette ressemblance ; je n'en avais jamais vu de si frappante, car les faits de cette espèce ne sont pas très-fréquents (psorentérie) et la vérité de la comparaison que j'avais entendu faire me saisit et affermit ma conviction. Cependant il faut reconnaître que l'exanthème de la dothiénentérie est plus grave par lui-même que les autres exanthèmes, parce que si son évolution sort de ses limites ordinaires, si l'ulcération dépasse l'épaisseur des tuniques intestinales, elle peut causer accidentellement la mort, par suite de la pénétration de liquides irritants dans un viscère d'une sensibilité remarquable.

En présence de cas semblables à ceux auxquels je faisais allusion tout à l'heure, et considérant la constance de la lésion folliculaire, et l'absence fréquente des taches rosées lenticulaires, presque inconnues dans certains pays, comme en Poitou et en Touraine, on se demande comment quelques auteurs, qui acceptent d'ailleurs le rapprochement, qu'a établi le célèbre médecin de Tours, entre la dothiénentérie et les autres fièvres éruptives, ont pu considérer ces quelques papules cutanées comme constituant l'éruption spécifique !

§ 9. — L'éruption spécifique est donc au contraire dans l'intestin ; mais cette affection des follicules et des plaques de Peyer n'est pas plus la maladie que la pustule variolique, la vésicule miliaire ou la tache rubéolique n'est la maladie dans la variole, la miliaire ou la rougeole ; car, en dehors d'elle qui est immuable et nécessaire, il existe des manifestations pathologiques vers divers organes. Ces manifestations sont toutes du même ordre : leur siége varie, mais leur essence est identique. Toutes consistent en un *fluxus*, une *congestion* dans les viscères : fluxus vers l'intestin et ses annexes, fluxus vers la peau, congestion vers les poumons, congestion vers les centres nerveux, etc. Tout procède de là.

La *congestion* est de sa nature *passagère et mobile,* elle peut produire des *hypersécrétions séreuses,* ou se dissiper plus ou moins vite sans laisser de traces bien évidentes de son passage ; elle peut se juger par une crise qui juge la maladie du même coup. Mais elle chemine facilement d'un organe à un autre, et revient souvent périodiquement. Tout le monde a remarqué que le subdelirium de la fièvre typhoïde existe fréquemment la nuit, sans qu'il y en ait trace le jour ; et quand le délire est continu, il a toujours une exacerbation nocturne. La rougeur de la peau, les sueurs reviennent habituellement d'une façon intermittente. Combien de fois n'avons-nous pas entendu dans les bronches, le soir ou le matin, des râles sibilants et même muqueux qui n'y étaient pas la veille, et qui n'y sont plus le lendemain ! Il y a du reste dans la fièvre typhoïde des congestions essentiellement actives, et des congestions essentiellement passives ; les premières sont ordinairement du commencement, et les dernières de la fin.

§ 10. La congestion confine d'une part à l'hémorrhagie qu'elle précède toujours, et d'autre part à l'inflammation, dont elle est un élément nécessaire. Dans la dothiénentérie comme dans les autres maladies, lorsque l'*hémorrhagie* arrive, la congestion tend à disparaître ; c'est un acte morbide de plus qui peut anéantir la manifestation fluxionnaire, amener la guerison du malade ou une aggravation dans l'affection, selon le siége et la quantité de l'épanchement sanguin. Mais la gravité ou l'innocuité de l'hémorrhagie est bien plus une affaire de siége que de quantité. Je ne nie pas qu'elle ne puisse, si elle est d'une abondance démesurée, jeter le sujet dans une anémie profonde et même entraîner sa mort, ce serait nier l'évidence.

Je n'insiste ici que sur la règle générale; or, elle se tient habituellement dans une juste mesure. Il est loin d'être indifférent, au contraire, qu'elle ait lieu par le nez, l'intestin, la peau ou dans le poumon et dans le cerveau; si ces derniers organes, dans le cours d'une dothiénentérie, voient rarement la fluxion aller jusqu'à l'extravasation sanguine, puisqu'elle se borne souvent à produire une extravasation séreuse, qui est fort analogue, mais moins grave, il est constant que les hémorrhagies encéphalo-rachidiennes et pulmonaires peuvent se montrer. Plusieurs exemples de cette espèce ont été publiés, et nous en avons eu nous-même sous les yeux (obs. 24 et 29, etc.). Il suffirait du reste de voir l'aspect des états congestifs simples de ces organes, pour comprendre qu'il n'y a qu'un pas à faire pour arriver à l'état voisin, c'est-à-dire à l'infiltration sanguine dans le parenchyme du poumon, ou à un épanchement de sang entre les membranes cérébrales.

Donc, s'il y a des fluxions intestinales, pulmonaires, cutanées, céphalo-rachidiennes dans la fièvre entéro-mésentérique, s'il y a des sécrétions séreuses dans l'appareil digestif, dans l'appareil respiratoire, sur la peau dans le canal crânio-vertébral, il peut y avoir des hémorrhagies dans le tégument externe et dans le tégument interne, dans le parenchyme du poumon et dans le système nerveux, et c'est en effet ce qui a lieu.

§ 11. — Y a-t-il également dans la dothiénentérie des inflammations ? Le fait n'est pas douteux; mais il faut reconnaître tout de suite, que ces inflammations sont d'une forme spéciale, du moins celles qui surviennent directement sous son influence, car je n'entends pas parler ici de celles qui arrivent à la fin de la maladie, ou au commen-

cement de la convalescence. La fièvre typhoïde est termi-
née alors, et il n'y a plus qu'un individu faible et débile
exposé par cette faiblesse et cette débilité même, à donner
prise à bon nombre d'affections quelconques.

Après l'érysipèle et l'entérite, nous verrons donc la
broncho-pneumonie typhoïde et la méningite cérébrale et
cérébro-spinale typhoïde, nous pourrions ajouter la néphrite, et même la néphrite albumineuse. Et ce ne sont là,
je le répète, ni des anomalies ni des complications, car
tous les cas actuels seraient anomaux et compliqués, il
faudrait admettre que l'épidémie elle-même est anomale
et compliquée ; or, cette épidémie comme toutes les autres
a son génie et voilà tout. Ces accidents ne sont que des
périodes plus avancées d'un état pathologique normal,
si je puis m'exprimer ainsi ! ce qui le prouve encore, c'est
le cachet particulier, uniforme, que nous sommes obligé de
reconnaître à ces affections.

Ainsi donc, voici une maladie qui présente, outre un
mouvement fébrile très-marqué, une éruption spéciale sur
la muqueuse de l'iléon, éruption déterminée, régulière,
constante, et des congestions d'intensité variable vers les
principaux organes de l'économie, depuis la plus légère
fluxion se traduisant par des phénomènes extrêmemen
bénins, jusqu'à la congestion la plus active, la dilatation,
la distension des vaisseaux, l'arrêt local de circulation,
les exhalations séreuses dans le voisinage — véritables apoplexies séreuses — et une certaine conflagration inflammatoire, d'une part, d'autre part jusqu'à une extravasation
sanguine en nature, — apoplexie hémorrhagique.

Mais une maladie fébrile si générale qui offre une éruption spéciale et des phénomènes congestifs variés, c'est
une fièvre éruptive. On peut donc répéter sans craindre

de faire un rapprochement erroné que la fièvre typhoïde
est une fièvre éruptive. Car toutes les maladies de ce nom
semblent produites par un mouvement de l'économie qui
tend à déterminer des éruptions tégumentaires d'un côté,
et d'un autre côté des fluxions sanguines qui ont une évolution précise.

Je dois ajouter pourtant que j'emploie ici les mots fièvres, pour suivre un usage reçu et me servir d'une comparaison facile à comprendre, mais tout en reconnaissant
que d'autres seraient bien préférables, s'ils avaient la con-
sécration du temps.

En dernière analyse la fièvre typhoïde est donc une
maladie générale essentiellement caractérisée par une
éruption spéciale sur la muqueuse de l'iléon, par une *altération importante et grave du sang,* et par diverses *manifestations de nature congestive* vers les principaux organes
de l'économie : intestin, cerveau, moelle, poumons, etc.

Chacune des parties de cette définition sera longuement
motivée plus loin ; ce que nous venons de dire suffit pour
nous donner le droit de l'énoncer. Nous n'avons point encore parlé, il est vrai, de l'altération du sang, mais, les
congestions et ses suites admises, sa réalité est suffisamment établie.

Les trois variétés de manifestations morbides dont il vient
d'être question, congestions avec sécrétions séreuses, hémorrhagies, inflammations existant ou pouvant exister
dans chaque viscère tour à tour, nous les étudierons
dans chacun d'eux séparément. Nous serons bref sur tout
ce qui regarde l'intestin, et ne ferons, à son propos, que
quelques remarques qui ont trait aux formes de fièvre typhoïde dont nous nous occupons de préférence ici.

L'appareil circulatoire, qui joue certainement le principal rôle, a son histoire mêlée à celles de tous les autres appareils ; nous lui consacrerons pourtant un chapitre à part, moins pour traiter certaines questions particulières, que pour insister sur quelques vues d'ensemble qui ne trouvent pas naturellement place ailleurs.

Dans notre description de chaque manifestation , l'étude des symptômes et l'examen anatomique se succéderont immédiatement, afin que la liaison qui existe entre la lésion et le trouble de fonction soit évidente. Il vaut beaucoup mieux, ce me semble, rapprocher la cause de l'effet que de les séparer au point de rendre insaisissable le lien qui les unit, et circonscrire chaque groupe morbide pour l'étudier à fond, plutôt que d'énumérer dans deux longues séries parallèles tous les caractères anatomiques d'une maladie aussi générale d'une part , d'autre part tous les symptômes, et éloigner ainsi deux ordres de phénomènes dont l'un est la traduction de l'autre. En effet, chaque symptôme indique un trouble de fonction, partant une lésion matérielle correspondante , visible à l'œil nu ou au microscope ou encore inappréciable à nos moyens d'investigation, mais qui deviendra palpable le jour où nos sens seront assez perfectionnés par les instruments qui les multiplient. Donc chaque symptôme de la fièvre typhoïde est l'indice d'une lésion dans l'organe dont la fonction est troublée, soit lésion des solides , soit altération des liquides, qui impressionnent alors d'une façon anormale et irrégulière cet organe. Ne parlons plus de ces phénomènes sympathiques, dont nous trouvons à chaque pas l'expression dans les livres de nos devanciers ; car c'est l'expression d'une erreur, si l'on conserve du moins au mot sym-

pathique le sens restreint qu'on lui attribue généralement (1).

CHAPITRE I.

MANIFESTATIONS DU COTÉ DE L'APPAREIL DE LA DIGESTION.

Article Iᵉʳ.

Phénomènes intestinaux.

§ 12. — Les plaques de Peyer hypertrophiées, enflammées et ulcérées, n'ont jamais manqué dans aucun des
cas où, la mort étant survenue, nous avons fait l'autopsie ;
si nous ne les avions pas rencontrées, quels qu'aient été les
symptômes, nous aurions hésité à dire *fièvre typhoïde*. Cependant nous savons que la terminaison funeste peut arriver avant l'éruption ici, de même que dans les autres fièvres éruptives, et nous reconnaissons que l'éruption furon-
culeuse peut ne pas apparaître dans la dothiénentérie,
comme nous admettons que, dans certaines rougeoles et
certaines scarlatines, les éruptions morbilleuse et pourprée
font parfois défaut. Mais cette manière de voir, adoptée
par plusieurs auteurs, et probablement très-juste, ne sera
incontestable que quand elle aura été clairement démontrée par des observations précises. Lorsque l'examen anatomique était fait vers le huitième, le dixième ou le
douzième jour, les plaques elliptiques étaient gonflées et
boursouflées, il n'y avait pas encore d'ulcération. Les fol-

(1) Les affections sympathiques d'un organe sont les phénomènes
morbides qui surviennent dans cet organe, sans qu'aucune cause
morbifique agisse directement sur lui, mais par la réaction d'un
autre organe primitivement lésé. (Dictionnaire de Nysten.)

licules isolés, du volume d'un petit pois, dont la moitié
aurait été incluse dans l'épaisseur de la muqueuse, et l'autre moitié saillante dans la cavité intestinale, parsemaient
l'iléon dans une étendue variable, abondants ou rares, rap-
prochés ou clair-semés, une fois aussi serrés que les pustules
varioliques dans une variole confluente, mais la plupart du
temps fort éloignés les uns des autres, comme les plaques
malades que je n'ai jamais vues en grand nombre. Ce qu'il
y a en effet de remarquable dans les observations que
nous consignons ici, et dans toutes celles du même ordre
(avec prédominance céphalique et pulmonaire), c'est la
bénignité de l'éruption et des lésions du tégument interne,
et par suite la bénignité des symptômes intestinaux com-
parée à l'intensité et à la gravité des lésions et des symptômes cérébraux et thoraciques. La maladie semble abandonner son siége le plus habituel et n'y laisse que des traces
légères ; tout son effort est porté vers des viscères qu'elle
ne fait qu'effleurer, au contraire, dans les circonstances
ordinaires.

Tirons donc cette conclusion : en général (je ne dis pas
toujours), dans la dothiénentérie, les manifestations intestinales sont en raison inverse de celles des autres organes.

§ 13. — Dans plusieurs autopsies j'ai trouvé, en dehors
de l'affection folliculaire, la muqueuse épaissie, très-
rouge, injectée et arborisée sur une étendue plus ou
moins considérable ; cette rougeur n'était pas continue,
elle occupait çà et là des espaces de 1 à 3 décimètres de
longueur, séparés par des intervalles de muqueuse saine ;
la coloration n'était pas toujours la même, tantôt c'était la
teinte *rouge inflammatoire*, tantôt la teinte *brune ecchymotique*. J'ai rencontré cette dernière dans des cas où il y
avait eu pendant la vie très-peu de temps avant la mort, des
hémorrhagies intestinales dont les traces existaient souvent

encore. Leur lieu et leur siége étaient donc nettement indiqués. Les ulcérations, quand il y en avait, n'offraient
point l'aspect hémorrhagique, et les plus minutieuses recherches ne pouvaient y faire découvrir la moindre rup-
ture de vaisseau. Dans la fièvre typhoïde les entérorrha-
gies, comme les épistaxis, se font par simple exhalation.

Elles se font par les surfaces muqueuses ecchymosées et
non par des ulcérations qui auraient ouvert une artère
ou une veine. En parlant ainsi, je ne mets pas en doute
qu'elles ne puissent naître d'une plaque malade elle-même,
car le flux sanguin doit se porter sur elle, comme sur une
partie voisine; mais je crois qu'il y a de bonnes raisons
de penser qu'elles n'ont que bien rarement lieu, sinon
jamais, par déchirure vasculaire. Je reviendrai sur ce sujet
à propos du système circulatoire.

§ 14. — Les symptômes abdominaux furent ordinairement très-simples, mais leur existence ne fut pas moins
d'un grand secours pour le diagnostic, dans des cas où il
était réellement difficile de savoir si on avait affaire à une
méningite ou à une dothiénentérie. Ainsi la douleur du
ventre et particulièrement la douleur à la pression, le gargouillement iliaque, le météorisme et les taches rosées lenticulaires, furent souvent des indices utiles à ce point de
vue. J'ai insisté ailleurs sur ces différents signes, je n'ai
rien à ajouter.

Quand il s'agit de dothiénentérie, le premier phénomène que l'on recherche, c'est la *diarrhée*; car en effet,
dans la forme ordinaire, c'est le plus commun et le plus
caractéristique. Si on a lu les observations recueillies à
l'hôpital des Enfants, on aura remarqué qu'elle a été rare,
et peu abondante dans tous les cas. Si on lit celles de la
Maison municipale de santé qui suivent çà et là, on re-

marquera qu'elle a été souvent remplacée par la constipation ; cette dernière quelquefois même n'a été vaincue que difficilement par des purgatifs répétés. Si on analyse les faits avec soin jour par jour, on verra la diarrhée cesser au moment où un autre organe que l'intestin sera frappé, pour reparaître quand la nouvelle affection sera en voie d'amélioration. On verra la fluxion pour ainsi dire marcher d'un viscère à l'autre, abandonner le premier pour envahir le second, ou plutôt abandonner l'un dès que l'autre sera envahi, semblant ainsi exercer une sorte de dérivation sur l'un au profit de l'autre. Car il est exceptionnel que tous les appareils soient atteints parallèlement avec intensité, le fluxus et les sécrétions séreuses qui le suivent ne pouvant se porter partout à la fois. Les choses, il est vrai, ne se passent pas toujours d'une façon aussi palpable et aussi mathématique que je l'indique ici ; car il y a bien d'autres phénomènes avec lesquels il faut compter, qui troublent cet ordre régulier ; mais pourtant, elles se succèdent d'une manière assez exacte et assez facile à saisir, pour mériter d'être notées.

APPENDICE.

Je ne m'arrête pas sur les symptômes gastriques, qui n'ont rien offert de remarquable, ni sur l'état de la langue qui n'a rien ici de spécial, mais je m'étendrai davantage sur l'examen du pharynx et de la partie supérieure des voies digestives qui ont été plusieurs fois le siége d'une affection particulière pendant l'épidémie que nous avons traversée.

Il eût peut-être été préférable, pour suivre un ordre irréprochable, de parler du pharynx avant de parler de l'iléon, mais j'ai cru devoir tenir plus de compte de l'importance pathologique que de l'ordre le plus régulièrement anatomique.

§ 15. *Angine pultacée.* — L'angine pultacée a été surtout considérée comme liée à la scarlatine. Cependant Ghisi et Chomel l'ont décrite comme maladie isolée, tandis que Fottergill et Huxham n'en parlent qu'à propos de la scarlatine. Elle n'est pas rare dans la fièvre typhoïde ; je l'avais déjà rencontrée plusieurs fois l'année dernière, dans une épidémie de cette espèce que je suivis quelque temps en province (en Poitou), et j'avais été surpris d'abord de cette anomalie apparente, lorsque j'en observai un cas à l'hôpital des Enfants, et un certain nombre à la Maison de santé. En voici un exemple :

OBSERVATION VIII.

Fièvre typhoïde avec prédominance encéphalo-rachidienne. Angine pultacée ; déglutition difficile, vomissements ; broncho - pneumonie, respiration saccadée ; roideur et hyperesthésie musculaire dans la région postérieure du tronc ; tremblement des lèvres ; délire ; otite. Guérison.

Guy (Justin), commis droguiste, âgé de 22 ans, est entré le 25 juillet 1863, et couché chambre n° 24, lit 4, 3e étage, service de M. Cazalis, à la Maison municipale de santé.

Il est malade depuis quatre jours ; il a de la fièvre, de la céphalalgie, des étourdissements, de la diarrhée, de la douleur de ventre ; la langue blanc-jaunâtre.

Le 26. Délire la nuit ; s'est levé disant qu'on l'appelait, qu'il voulait aller dîner. Il parle avec difficulté, les lèvres lui tremblent. — Lavement émollient ; bouillon, limonade.

Le 27. Il boit avec peine ; il a vomi sa tisane et son bouillon. il a continué à avoir du délire. La peau est chaude ; le pouls résistant, à 95. La diarrhée continue, mais modérée ; météorisme ; les taches rosées lenticulaires commencent à apparaître ; le voile du palais, les amygdales et le pharynx sont rouges et injectés. — Limonade, 2 pots; gargarisme émollient; lavements de camomille, 15 sangsues à l'anus; 3 bouillons.

Le 29. *Idem.* En plus, il existe quelques pellicules blanchâtres au fond de la gorge. Le pouls est moins fort et un peu plus rapide. Il n'y a pas de râles dans la poitrine; langue sèche et croûteuse.

1er août. Hier, vomissements répétés. Cette nuit, délire violent. Un peu de calme ce matin; mais les pellicules se sont multipliées dans le pharynx, dans l'arrière-cavité des fosses nasales, et vraisemblablement dans l'œsophage et même l'estomac; elles sont formées d'une matière pultacée d'un blanc sale analogue à celle de l'angine scarlatineuse. La respiration est gênée, mais bien plus que ne pourraient le faire supposer quelques râles muqueux que l'on entend dans la poitrine. L'affection pseudo-membraneuse semble s'étendre aussi dans les voies aériennes; mais je crois qu'il faut tenir compte, en ce qui concerne l'accélération de la respiration et les mouvements saccadés et irréguliers du thorax, d'un élément nerveux, ce qui est très-simple en présence du délire, d'une roideur et d'une hyperesthésie marquées du tronc. Peau chaude; pouls à 105; pas de diarrhée; un peu de météorisme. — Gomme; eau de Seltz avec sirop d'écorces d'orange; bouillons, potages; bordeaux, 250 grammes. Lavements avec extrait de valériane 0,10; teinture de castoréum 1 gramme.

Le 3. Le délire diminue la nuit; sommeil le jour. Le malade reconnaît les personnes qui viennent le voir. La peau est chaude, sans moiteur; le pouls mou, à 95; la respiration est assez facile, quoiqu'il y ait des râles muqueux dans les deux poumons. Les taches persistent sur le ventre; la langue, encore dure, commence à s'humecter, mais le pharynx est presque complétement recouvert par les fausses membranes. —Bord., sirop d'écorces d'orange avec eau de Seltz, potages; lavements, bain, collutoire boraté.

Le 4. L'angine pultacée est encore très-vive. Le malade a beaucoup de peine à avaler; aussi rejette-t-il en grande partie ce qu'il prend dans sa bouche; quand il parvient à ingérer des aliments, il les vomit ensuite. — Bain et collutoire avec borax et extrait de quinquina; lait.

Le 5. Amélioration; déglutition moins difficile; pas de vomissement aujourd'hui; langue sèche, rude et croûteuse; pouls petit à 100. Encore des taches rosées; pas de diarrhée.

Les 6 et 7. Encore des nausées, mais pas de vomissements; langue croûteuse; râles mnqueux dans la poitrine; pou's à 90. — Bordeaux, Seltz, etc.; tapioca, œufs.

Les 8 et 9. Le malade va mieux, n'a plus de délire, est assez tranquille la nuit. Les pellicules pseudo-membraneuses disparaissent; la langue est encore dure, mais plus humide; le ventre est douloureux à la pression. Il n'y a plus de taches rosées. Pouls petit, à 75. — 2 œufs.

Vers dix heures du soir, je suis appelé auprès du malade parce qu'il a craché un peu de sang noir. C'est une épistaxis. Il a vomi une fois aujourd'hui. Il dort tranquille; le pouls est petit et rapide, à 110.

Le 10. L'amélioration continue. — 1 degré d'aliment.

Au soir, le malade s'est levé une heure et demie, va bien, mais il a encore eu un vomissement après avoir mangé. Quelques râles sibilants dans les poumons. La gorge est à peu près guérie, mais encore rouge. Le pouls est meilleur, à 90.

Les 11, 12 et 13. Se plaint d'une douleur dans l'oreille gauche. — 2 degrés.

Le 14. Du pus s'écoule de l'oreille gauche depuis cette nuit. — Injections.

Le 15. La convalescence est établie; la fièvre a cessé; le malade se lève.

Le 16. Il partira aujourd'hui pour Lyon.

A l'observation précédente on joindra, comme spécimens d'angine pultacée, les observations, 6, 12, 15, 17, 24, 38, etc.

Cette affection pseudo-membraneuse peut rester limitée au pharynx, ou s'étendre dans les voies digestives jusqu'à l'estomac, ou dans les voies aériennes jusqu'aux vésicules pulmonaires. Elle est caractérisée par une exsudation quelquefois d'un blanc mat, mais le plus habituellement d'un blanc sale. Elle n'arrive pas, en général, à une époque avancée de la dothiénentérie, mais vers le huitième ou le douzième jour; elle s'annonce par de la gêne de la déglutition, et une sécheresse marquée de la gorge qui est d'un rouge vif. Souvent, à ce moment et plus tard, il se produit des exhalations sanguines de la muqueuse pharyngienne, comme de la muqueuse nasale, puis apparaissent des pellicules d'une épaisseur variable, allongées et de forme ovale, ayant en moyenne 1 centimètre sur un demi, ou moins. Ces pellicules parsèment le voile du palais, les amygdales, l'arrière-gorge et l'arrière-cavité des fosses nasales ; elles ne recouvrent pas toujours complétement la muqueuse ; souvent, au contraire, des intervalles les séparent, où l'on voit cette dernière d'un rouge sanglant. Les ganglions cervicaux s'engorgent fréquemment, mais je ne les ai pas encore vus suppurer. La prononciation devient embarrassée et la voix nasillarde, la déglutition des liquides et des boissons est difficile, et les malades continuent à se plaindre d'une âpre sécheresse des parties lésées. Il arrive même parfois une certaine gêne de la respiration, gêne toute mécanique à cette période de l'affection. Mais celle-ci ne reste pas toujours ainsi circonscrite, je l'ai vue cheminer vers l'estomac, et des vomissements persistants survenir, ou vers les cellules pulmonaires, et à la toux se joindre les rhonchus bronchiques. Si, jusqu'à ce moment de la fièvre typhoïde, les organes respiratoires étaient restés indemnes, cette propagation était facile à constater, et on pouvait alors assister à sa marche progressive et rapide. Ce sont des râles muqueux qui la caractérisent ; mais, si elle ne se borne pas aux grosses bronches, des râles sous-crépitants se montrent, et les deux poumons sont envahis par une véritable *broncho-pneumonie pultacée.*

Lorsque ces pseudo-membranes ont disparu du pharynx et de ses environs, ou lorsqu'on fait l'examen cadavé-

rique, on trouve, au-dessous de chaque pellicule, une petite ulcération de même forme qu'elle.

Le diagnostic de cette affection n'offre aucune difficulté ; il est bon seulement d'être prévenu de l'existence
des ulcérations, qui d'ailleurs ne sont pas constantes, pour
n'être pas surpris de leur présence et induit en erreur, si
on ne voyait le malade qu'après la disparition des fausses
membranes. La durée est variable; généralement elle n'est
pas longue, et quelques badigeonnages avec une solution
de borax suffisent pour en amener la guérison. Mais, pour
qu'il en soit ainsi, il faut que l'affection soit limitée à
l'arrière-gorge ; car on comprend que si une broncho-
pneumonie pultacée se développe, elle ne sera pas plus
bénigne qu'une broncho-pneumonie ordinaire.

Article II.

Annexes du tube digestif.

I.

Dégénérescence ou infiltration graisseuse du foie
(obs. 9, 20, 23, 24, 26, 29).

§ 16.— Les auteurs de *Traités de pathologie interne*
sont unanimes pour déclarer que le foie est sain, ou du
moins ne présente aucune altération spéciale dans la fièvre
typhoïde.

Les monographies ne nous fournissent guère de renseignements plus utiles. M. Louis parle d'un état de *ramollissement,* qu'il a rencontré également dans d'autres maladies aiguës, et qu'il attribue en partie à la décomposition
cadavérique accélérée et accrue par une température élevée. Y a-t-il du rapport entre ce ramollissement et la lésion

que je vais essayer de décrire ? je ne le pense pas. Mais je
devais le mentionner, comme je devais chercher dans les
nombreux articles écrits sur la fièvre typhoïde des faits
semblables aux miens. Je n'ai pas été assez heureux pour
en rencontrer. Soit que cette altération n'ait pas été vue,
soit qu'elle ait paru indépendante de la maladie principale,
et qu'à ce titre elle ait été écartée des descriptions, il n'en
est pas question. Pour moi, jusqu'à ce jour, quoique j'eusse
déjà fait un certain nombre d'autopsies d'entéro-mésentérite typhoïde, je n'y avais jamais pris garde, lorsque le
30 juin 1863, en pratiquant la nécropsie de Parduzacki,
dans le but d'examiner tous autres organes que la glande
hépatique, j'aperçus un foie qui me sembla à première
vue avoir subi une *dégénérescence graisseuse*. Moins d'un
mois après, j'exécutai trois autres autopsies de fièvre typhoïde de même forme que la première, et je trouvai la
même lésion, mais plus nette et plus tranchée. Je l'exami-
nai au microscope avec mon collègue et ami Victor Le-
moine, qui a une grande habitude de cet instrument, et je
trouvai la confirmation de ma première idée.

§ 17. — C'était au milieu des chaleurs excessives qui
ont régné cette année pendant les mois de juillet et d'août,
et qui ont eu une si désastreuse influence sur l'épidémie,
multipliant le nombre des malades et accroissant démesu-
rément la gravité de la maladie. De mémoire d'homme,
on n'avait ressenti sous le climat de Paris les atteintes
d'une température aussi élevée. En effet, le thermomètre
est monté jusqu'à 40° centigrades, et, d'après les relevés
faits et publiés par M. Barral, depuis un siècle il n'est
arrivé qu'une seule fois à ce chiffre.

La part d'influence qu'il faut attribuer à cette tempéra-

ture exceptionnelle, sur la *malignité* brusquement impri-
mée à la dothiénentérie, pendant la période de temps
qu'elle a sévi, est immense. Pour s'en convaincre, il suffit
de consulter la statistique de la mortalité. On y verra, avec
une netteté mathématique, un parallélisme évident entre
ces chaleurs terribles et la multiplicité et la gravité de la
maladie. Le rapport est forcé. Faut-il leur reconnaître une
aussi grande importance, quand il s'agit de déterminer
leur relation avec l'affection hépatique dont il est question
ici? Il ne viendra à l'esprit de personne de croire qu'il y
ait eu action directe; mais j'admettrais sans peine qu'elles
ont pu en être indirectement la cause déterminante, ou au
moins l'aider à se produire, en communiquant à la fièvre
typhoïde une prédominance morbide exagérée vers certains organes et un cachet de *malignité*. Toujours est-il
qu'il y a eu coïncidence. Nous verrons plus tard, par un
examen attentif du foie des dothiénentériques, si la même
lésion se reproduit à ce degré ou à un degré moindre, et
dans quelles circonstances elle se reproduira.

§ 18. — Le foie a présenté, dans les cas soumis à notre
observation, un volume qui n'est guère éloigné du volume
normal, mais qui cependant en diffère; ses dimensions
étaient supérieures de quelques centimètres seulement à
celles qui sont indiquées comme type par M. Sappey. Cette
différence est si peu notable, en apparence, qu'on est
tenté de ne pas s'y arrêter, d'autant plus que M. Sappey
fait remarquer, avec raison, qu'il peut y avoir un tiers en
plus ou en moins entre deux foies, qui doivent être considérés comme parfaitement sains. Ainsi, chez le premier
sujet, le diamètre transversal était de 28 centimètres, et le
diamètre antéro-postérieur de 20, et pour le deuxième et

le troisième de 29 centimètres sur 21, et 27 centimètres
sur 22. Un seul nous offrait 36 centimètres transversale-
ment sur 19 d'avant en arrière ; mais c'était le foie d'une
femme, et il existait évidemment une déformation antérieure à la maladie dans le lobe gauche qui était très-
allongé, comme cela se voit souvent chez les femmes.
Pourtant, si nous remarquons que la glande hépatique
augmente beaucoup de grosseur par la replétion sanguine,
et que toutes celles dont il est ici question étaient remarquables par une profonde anémie, pour rester dans la
stricte appréciation des faits, nous devons dire que le
foie était plus considérable qu'il ne l'est ordinairement.

La coloration attirait surtout nos regards ; à l'intérieur, elle était d'un jaune pâle, mais souvent modifiée
par l'imbibition des liquides filtrant des viscères environ-
nants. Aussi en avait-on une plus juste idée à l'extérieur.
En quelque point que l'on fît une coupe, on observait
dans le même organe le même aspect, variable seulement,
mais très-légèrement encore, selon les cas ; car tous ces
foies étaient atteints uniformément dans leur masse, et ne
différaient les uns des autres que par des nuances. Le
fond était grisâtre, gris pâle, et sur ce fond gris pâle se
dessinaient, comme des veines sur un marbre, des lignes
de 1 à 2 centimètres de diamètre, d'un gris rosé. Une fois,
la teinte, quoique sensiblement semblable, tendait vers le
jaune pâle ; mais je n'ai jamais rencontré le jaune fauve
du foie gras des phthisiques.

La meilleure idée que je puisse donner de cette couleur, c'est de la comparer à celle de la tunique externe
des artères, et encore cette comparaison n'est-elle pas
parfaitement exacte. L'orifice des vaisseaux paraissait plus
petit qu'à l'état normal, et il n'en sortait pas une goutte

de sang, le viscère était absolument anémique; l'artère
et les veines qui s'y rendent, les sus-hépatiques qui en
partent, étaient vides, et je puis dire dès à présent qu'il
en était à peu près de même du reste du système circulatoire, pour ce qui est du moins des gros et des moyens
vaisseaux.

Le liquide nourricier semblait avoir été détruit, et la
glande hépatique, bien évidemment, avait renoncé à ses
fonctions hématosiques et autres. La sécrétion de la bile
était à peu près suspendue ou au moins beaucoup ralen-
tie, puisque la vésicule, revenue sur elle-même, n'en contenait pas.

Le foie avait en grande partie perdu son aspect granité,
la coupe, ainsi que la surface, était très-unie. La consistance était en apparence plus molle que d'habitude, et
comme pâteuse; le parenchyme cédait facilement au doigt
qui le pressait, et gardait quelque temps l'empreinte; mais
il avait de la résistance et ne se déchirait pas si facilement
que le foie normal, sa friabilité était beaucoup moindre;
il avait une certaine élasticité et se laissait allonger sans
se rompre, puis il revenait lentement sur lui-même.

L'examen microscopique était nécessaire pour déterminer sûrement la nature de cette altération; aussi avons-
nous minutieusement recherché dans plusieurs parties,
quels étaient les éléments nouveaux introduits dans l'organe, et ce qu'étaient devenus les éléments ordinaires. Cet
examen a été facile et concluant : toutes les cellules que
nous avons vues étaient malades; nous n'en avons pas rencontré qui ne le fussent pas, — ce qui ne prouve pas absolument qu'il n'y en eût pas. — Toutes étaient remplies
de vésicules graisseuses, souvent ramassées autour du
noyau, qu'elles masquaient complétement ou en partie,

mais les unes avaient un contour net, et étaient par conséquent tout à fait entières, tandis que les autres étaient interrompues dans une certaine étendue de leur circonférence ; elles commençaient à se rompre , et elles laissaient
échapper une partie de leur contenu ; aussi voyait-on au
milieu de la préparation flotter des vésicules adipeuses
isolées.

La cellule hépatique renferme normalement quelques
granulations graisseuses, mais en petite quantité ; ici elles
se sont multipliées à l'infini, et ont rempli la cellule, au
point de la distendre et de la faire éclater, au point de dé-
truire ou d'étouffer les éléments de l'organe.

§ 19. — Quelle est la cause prochaine de cette affection, qui ne se rencontre pas seulement dans la fièvre typhoïde, mais dans d'autres fièvres graves ? En relisant nos
observations, nous voyons qu'elle a coïncidé toujours avec
une affection intestinale peu étendue et peu avancée, et
avec une affection cérébrale ou cérébro-spinale grave,
fréquemment avec une pneumonie congestive double, et
invariablement avec une lésion très-importante du sang : le
sang avait perdu ses qualités nutritives et vivifiantes, il
était altéré physiquement et chimiquement, il fournissait
un caillot poisseux diffluent, défibriné ; à l'autopsie, il était
en très-faible proportion dans les gros vaisseaux qui étaient
tous presque vides, et s'était porté en masse vers l'encéphale et les organes thoraciques.

On sait que la dégénérescence graisseuse de la glande
biliaire est quelquefois liée à des affections intestinales, et
en particulier à la dysentérie. Si la cause résidait dans
une entérie quelconque, le foie gras aurait été rencontré
souvent, et particulièrement dans les dothiénentéries à

forme abdominale. L'attribuerons-nous à l'inflammation méningée cérébro-spinale, qui était constante dans nos observations, ou à l'affection pulmonaire (hémo-pneumonie)? Nous savons, en effet, que cet état se lie fréquemment à la phthisie avancée, et d'après les travaux de Frerichs, il coïnciderait, dans certains cas, avec une compression de la moelle, On comprend, en effet, qu'au point de vue de l'exercice plus ou moins irrégulier de la fonction de la respiration, une destruction considérable de l'organe respiratoire, par une énorme apoplexie ou par des tubercules, est approximativement équivalente. Si donc la dégénérescence graisseuse était, dans l'espèce, manifestement sous la dépendance des troubles de l'hématose et non de la diathèse tuberculeuse, le problème serait bien près d'être résolu; mais d'abord il faudrait l'établir ; et, d'un autre côté, dans les faits qui nous sont personnels, l'hémo-pneumonie n'a pas existé toujours simultanément avec le foie gras. L'affection méningée cérébro-spinale, au contraire, a toujours coïncidé avec lui. Il est donc au moins naturel de chercher de ce côté.

§. 20. Avant d'aller plus loin, je dois m'arrêter sur une particularité qui pourra peut-être éclaircir la question. Nous avons déjà signalé l'existence de la dégénération graisseuse dans les fièvres graves, comme nous l'avait fait remarquer M. Cazalis; mais ce qui frappe davantage encore, c'est la ressemblance expressive qui a lieu entre l'état du foie des dothiénentériques dont nous nous occupons ici, et celui des *empoisonnés par le phosphore*. Ni l'un ni l'autre ne rappelle franchement, par son aspect, le foie gras des phthisiques, mais ils présentent entre eux la plus remarquable analogie. Cette identité de lésion n'est pas, du reste, bornée à la glande hépatique, elle se rencontre encore dans d'autres organes, tels que les reins et les muscles qui peuvent être atteints de la même manière, et aussi dans le sang dont les apparences morbides n'offrent aucun caractère capable de faire distinguer les deux maladies. Chez les victimes de l'empoisonnement par le phosphore, comme chez les victimes de la fièvre typhoïde, le système de la veine porte est presque vide, le foie est exsangue et adipeux, le sang est dissous, sirupeux, diffluent et en petite quantité ; les poumons sont souvent le siége d'une affection congestive, et les hémorrhagies sont fréquentes.

Deux hypothèses sont possibles pour expliquer *la stéatose du foie dans la fièvre putride :* la production sur place de la graisse ; l'arrivée dans son intérieur des vésicules adipeuses toutes constituées. 1° Les fonctions glycosiques étant troublées, déviées ou anéanties par la maladie, on pourrait se demander si la substance ternaire glycogène qui est transformée en sucre dans le viscère, pendant leur exercice régulier, ne se métamorphose pas immédiatement en graisse sous l'influence morbide.

2° Mais il nous paraît plus logique de rechercher si ces matières grasses ne sont pas précisément celles qui, à l'état normal, sont rejetées avec la bile dans la composition de laquelle elles entrent pour 3 ou 4 centièmes, tandis qu'elles ne sont que pour 2 ou 3 millièmes dans la constitution du sang normal. Cette dernière supposition est d'autant plus vraisemblable, que la sécrétion de la bile, comme le montrent nos observations, cesse à peu près complétement, dans les dothiénentéries que nous étudions, et par conséquent, il reste en excès dans le sang des matériaux qu'elle en sépare habituellement, soit à l'état primitif,

soit à l'état de transformation (acides cholique et cho-
léique).

La graisse arriverait donc ainsi toute formée à la glande,
par le liquide nourricier qui la déposerait alors dans les
organes, continuant lui-même à recéler des substances
excrémentitielles manifestement nuisibles à l'économie, et
qui ne peuvent manquer d'augmenter, par leur présence et
leur action nuisible, la gravité de la maladie.

Nous constaterons, plus loin, que le sang contient, dans
les cas dont il s'agit, plus de matières grasses qu'à l'état
normal ; d'où proviennent-elles ? Il est reconnu que pendant l'abstinence, ou sous l'influence d'une alimentation in-
suffisante et des boissons aqueuses et sucrées, les graisses
augmentent dans le sang. Elles sont réputées aliments respiratoires, et elles s'y accumulent, toutes les fois que la
combustion respiratoire est empêchée. — On l'a noté
dans des cas d'asphyxie, d'ictère, et de choléra grave.
Or, dans l'espèce, la substance adipeuse tire sa source
du dedans et du dehors, des réserves de l'économie, d'une
part, qui repassent par voie de résorption dans le torrent
circulatoire, et, d'autre part, de l'alimentation par les
bouillons, le sucre et les boissons aqueuses. Des deux côtés,
elles sont absorbées, pour être brûlées dans les poumons
et dans les capillaires généraux, et remplir leur rôle d'a-
liment respiratoire. Mais, soit par l'état morbide des centres
nerveux, ou des poumons, ou des deux réunis, soit simplement par l'anéantissement des fonctions de l'*organe
épurateur du sang*, qui est complémentaire du poumon,
elles restent en excès. Elles ne sont ni oxydées, ni rejetées
par la bile qui n'est plus excrétée.

La plus grande partie des poumons étant impropre à
l'hématose, et les lésions périphériques de l'axe cérébro-

spinal, les lésions de l'innervation, portant de graves obstacles à l'exercice régulier de la respiration, l'oxygène manque dans le sang, les combustions ne s'y exécutent pas dans toute leur énergie, le liquide nourricier s'asphyxie en se chargeant d'acide carbonique, et la graisse qui n'a subi aucune métamorphose se dépose dans les organes. Son arrêt dans le foie est facile à comprendre.

A l'état normal, les matières adipeuses sont principalement absorbées par les chylifères, et elles n'arrivent au foie qu'après avoir passé par les poumons et parcouru tout le cercle de la circulation, et par conséquent, après avoir déjà commencé leurs transformations. Il n'en est plus de même pour la graisse résorbée, qui l'est aussi bien par les radicules veineuses, que par les radicules lymphatiques. L'espace à parcourir est donc beaucoup plus court pour parvenir à la grande hépatique. D'ailleurs, nous supposons que l'hématose s'exécute mal. A l'état physiologique, on a constaté, expérimentalement, qu'il y en avait toujours une plus grande proportion dans la veine porte, que dans les veines sus-hépatiques, et qu'une partie se dépose dans le foie, où elle ne chemine qu'avec peine, pour y être vraisemblablement prise par l'excrétion biliaire. A l'état pathologique, si la graisse arrive plus abondamment au foie, comme nous l'admettons, puisqu'elle reste non modifiée par l'oxygène dans la circulation, elle s'y arrêtera en plus grande quantité, et y séjournera d'autant plus, que l'organe ne peut plus lui faire subir aucune élaboration, ni s'en débarrasser par voie d'élimination.

Dans le cas d'intoxication phosphorique, le premier effet du phosphore est d'absorber l'oxygène du sang, en se transformant en acides, et d'arrêter ainsi malgré l'état sain antérieur des poumons, la combustion respiratoire jusqu'à la saturation de sa totalité. Il est vrai que, par suite de l'altération grave qui envahit le liquide nourricier, les organes de l'hématose ne tardent pas à être frappés de congestions apoplectiformes ou de véritables apoplexies, qui suffisent à expliquer les troubles survenus dans leurs fonctions. Mais ces lésions ne sont bien évidemment que secondaires dans l'empoisonnement par le phosphore, et l'affection essentielle est celle du sang. En est-il de même dans nos fièvres typhoïdes graves? Peut-être. Je n'ai pas les données nécessaires pour juger une pareille question. Pour ce qui est de l'altération ordinaire du sang des dothiénentériques, je l'admets comme primitive; mais en ce qui concerne l'altération profonde, à laquelle je fais allusion ici, il est permis de douter; et il est opportun, je crois, de reconnaître l'influence d'un nouvel élément. Car autrement pourquoi toute dothiénentérie ne serait-elle pas accompagnée de la stéatose du foie; or, il ne paraît pas en être ainsi. Pourtant, il faut le dire, de quelque côté qu'on se retourne, il est difficile d'éviter le cercle vicieux; car bientôt les effets deviennent causes.

Continuons : les fièvres graves anéantissent les fonctions du foie, fonctions glycosiques, fonctions d'excrétion de la bile. Serait-ce par suite de la gêne mécanique apportée par les innombrables vésicules graisseuses qui encombrent les cellules hépatiques, et entravent l'exercice régulier de ses élaborations? Toutes ces maladies sérieuses ébranlent profondément le système nerveux, et nous avons toujours trouvé ce dernier frappé de lésions intenses, dans tous les cas où la stéatose était évidente. Il est alors au moins vraisemblable d'admettre que c'est à l'influence élevée de l'axe cérébro-spinal qu'il faut at-

tribuer la cause plus ou moins directe de tous ces phénomènes morbides. Or, la glande hépatique reçoit ses nerfs
à peu près des mêmes sources que les organes de la respiration ; ils viennent en effet du bulbe et du grand sympathique par le pneumogastrique gauche et par le plexus
solaire ; c'est donc, nous le croyons, aux lésions péribulbaires, peut-être aussi à celles du grand sympathique, que
nous serons contraints de demander leur raison.

§ 21.— Cette affection est mal caractérisée sur le vivant ;
les symptômes pui peuvent lui être rattachés sont obscurs
et ne permettent pas de la reconnaître, mais ils doivent la
faire soupçonner. Lorsque mon attention eut été attirée sur
ce point, je remarquai une teinte blafarde *semi-ictérique*
de la face, chez deux sujets atteints de dothiénenterie ; leur
sclérotique était manifestement jaune. Il était permis au
moins de prévoir, sinon de diagnostiquer, prévenu comme
nous l'étions, la dégénérescence du foie : l'autopsie en
effet la démontra. L'augmentation de volume est trop faible,
en général, pour que la palpation et la percussion puissent
être de quelque utilité ; aussi n'avons-nous pu en tirer aucun indice. Quant à la pression, elle n'a jamais réveillé
dans l'hypochondre aucune douleur. La sensibilité des sujets
était, du reste, manifestement obtuse. Les selles n'avaient
pas changé de coloration ; malheureusement j'ai négligé
d'examiner les urines. Dans un autre cas de fièvre typhoïde
à forme cérébrale (obs. 20), la teinte ictérique de la face
et des yeux était très-prononcée : le foie me parut plus
gros que normalement, la matité remontait au-dessus du
mamelon ; il est vrai qu'il y avait du ballonnement du
ventre, et que l'organe était certainement refoulé en haut.
Je devais penser au foie gras, mais l'autopsie fut refusée,
et la vérification manque.

Je n'ai jamais rencontré cet ictère chez les malades qui ne succombèrent pas, mais je me garderais bien pourtant de dire, que lorsque la dégénérescence graisseuse existe au degré où nous l'avons observée, la mort doit arriver, car, avant de poser son pronostic, il faut apprendre à la reconnaître.

OBSERVATION IX.

Fièvre typhoïde avec prédominance cérébrale. Délire, coma, contractures des membres, mouvements choréiformes; strabisme; pupilles contractées et inégales; injection de la conjonctive; sensibilité conservée et exagérée; miliaire; taches rosées; constipation; pouls petit, irrégulier, respiration inégale, râles sous-crépitants à droite. Mort. Durée : 7 ou 8 jours. Congestion des méninges; péri-méningo-encéphalite; entérite et entérorhagie; éruption folliculaire abondante; sang détruit; foie gras. Reins congestionnés; épanchements sanguins dans les plèvres; hémo-pneumonie double.

Pardzudacki (Michel), 19 ans, bijoutier, entré, le 27 juin 1863, à la Maison municipale de santé, service de M. Cazalis, 3ᵉ étage, chambre n° 25, lit n° 1, malade depuis le 22 juin; céphalalgie et vomissements. — On lui ordonne un vomitif.

Deux jours après, le 24, un purgatif.

Depuis le 25, délire. — 20 sangsues sur le ventre; frictions avec huile de camomille camphrée.

État actuel. — Coma; yeux demi-ouverts; mouvements convulsifs des globes oculaires, qui restent pourtant habituellement fixés en dehors; strabisme divergent; pupilles dilatées, roideur des membres; contracture aux coudes, mouvements choréiques des doigts; pouls misérable, d'une petitesse extrême, à peine sensible par moments, inégal et irrégulier, à 112; 40 respirations; ballonnement considérable du ventre; pas de diarrhée jusqu'à présent; pas de taches rosées lenticulaires.

Eau vineuse au quinquina, sucrée avec sirop de quinquina, bordeaux, 250. Eau de mélisse, 4 gr.; extrait de quinquina, 4 gr.; lavements avec décoction de quinquina et vin aromatique. Lotions pendant trois minutes avec de l'eau froide; vésicatoire sur la tête.

5

Après la lotion froide, il sort de son coma ; il peut répondre ; il dit qu'il se trouve bien, qu'il n'a pas mal à la tête. Le strabisme a disparu, la stupeur persiste ; tremblement des lèvres; la face est un peu plus colorée, mais le pouls, quoique un peu relevé, est encore faible ; langue fendillée, recouverte d'un enduit blanc et collant.

Au soir. Même état apparent; pouls un peu plus fort; délire; Il se plaint du ventre ; quelques taches apparaissent ; la respiration est rapide et inégale, à 50. Je l'ausculte avec peine, et je trouve quelques râles sous-crépitants à droite ; la peau est légèrement moite ; la conjonctive est injectée.

28 juin. Conjonctives injectées, surtout celle du côté droit ; les deux pupilles sont dilatées, mais inégalement, la gauche est plus large ; tremblement des lèvres et des mains ; roideur des membres, surtout aux coudes; sensibilité conservée. Il ne comprend pas ce qu'on lui dit. Le météorisme est énorme ; le ventre est recouvert d'un grand nombre de taches ressemblant à de la miliaire ; pouls très-petit, presque insensible, à 120 ; 52 respirations. Le mieux qui s'était manifesté après les lotions ne s'est pas maintenu.

Au soir. Coma, carus ; les pupilles se resserrent, la droite est plus contractée ; yeux entr'ouverts. Le malade ne répond pas, mais il parle seul et on n'entend pas ce qu'il dit. La sensibilité paraît encore conservée, et cependant il ne remue pas les bras lorsqu'on les pince ; la contracture et le tremblement continuent ; pouls à 150, misérable ; pas de selles depuis l'entrée ; lavements purgatifs ; frictions avec le vinaigre aromatique ; deux vésicatoires aux cuisses.

29 juin. Pendant la nuit, cris hydrencéphaliques ; sueurs froides et visqueuses sur la surface du corps, cyanose ; pouls insensible, coma ; strabisme, contractures, quelques convulsions à gauche ; météorisme énorme; fin prochaine.

Mort à 5 heures du soir.

Autopsie, le lendemain, 30, à 1 heure, vingt heures seulement après la mort, à cause de la grande chaleur qui ne permet pas d'attendre au jour suivant.

Encéphale. Pas d'injection du cuir chevelu. Dès que le crâne est ouvert, du sang s'en écoule assez abondamment; cependant nous ne trouvons pas les sinus distendus. La face interne de la dure-mère est adhérente en quelques points vers sa partie supérieure avec le feuillet viscéral de l'arachnoïde ; les veines dilatées, se dessinent en sinuosités bleuâtres dans tous les sillons qui séparent les circonvolutions du cerveau et à la surface du cervelet. Partout où la séreuse est quelque peu transparente, on aperçoit au-dessous d'elle une arborisation très-serrée avec une multitude de ramifications vasculaires dans tous les sens. Tout d'abord cette vascularisation d'un rouge vif était en partie masquée par une infiltration de sérosité abondante dans le tissu cellulaire de la pie-mère. Mais une fois la sérosité lentement écoulée, la vascularisation nous apparaît dans toute sa richesse.

Sur la partie latérale de l'hémisphère droit, l'arachnoïde présente, dans une étendue de 8 centimètres sur 6, une teinte rouge qui résiste au lavage et une épaisseur fort appréciable qui diminue comme la rougeur, à mesure que l'on se rapproche de l'extrémité antérieure du lobe. Mais on peut dire qu'il se trouve des plaques rouges sur toute la face latérale droite avec des variations d'intensité. La partie la plus caractéristique est située vers le milieu de cette face et vers son bord inférieur; ce n'est plus une rougeur artérielle, c'est une *rougeur ecchymotique;* il y a évidemment un dépôt de sang coagulé, de fibrine étalée à la surface viscérale de la séreuse. L'épaississement est notable. Sur l'hémisphère gauche, il n'y a que quelques plaques peu étendues et clair-semées, de sorte que l'on voit facilement entre elles l'injection de la membrane vasculaire. Outre une plaque de 2 centimètres carrés, située sur la face latérale et vers son milieu, il y en a une à la partie antérieure de la première circonvolution, d'où semblent, comme d'une étoile, s'irradier des stries; mais, en réalité, ces stries sont situées au-dessous; une autre sur la troisième circonvolution, et une nouvelle sur la même circonvolution 1 pouce en arrière de la première, de 3 centimètres carrés d'étendue, d'un rouge artériel très-épaissie. Celle-ci confine tout autour d'elle à des surfaces blanches comme du lait.

Ces surfaces, qui appartiennent à l'arachnoïde elle-même, d'abord opalines, deviennent bientôt plus opaques. A la réunion des 4 septièmes postérieurs avec les 3 septièmes antérieurs du bord supérieur, à 3 centimètres en dehors, s'étend sur chaque hémisphère symétriquement une plaque d'un remarquable aspect et d'une grande épaisseur. Blanche, unie, dans une faible partie, dans l'autre elle offre des sortes de fibres qui convergent toutes vers un point épais de 1 millimètre et demi, et qui lui donnent l'aspect d'un éventail. Outre ces deux larges plaques laiteuses symétriques, il en existe d'autres;

tout à fait semblables sur les deux hémisphères. Ainsi, une a 8 centimètres de l'extrémité postérieure sur le bord supérieur ; une autre sur la face latérale droite, de la superficie d'une pièce de 2 francs, en évantail avec une apparence mamelonnée, comme si un grand nombre de petits grains de riz s'étaient accumulés et ajoutés les uns aux autres. Cet aspect mamelonné est encore plus marqué sur deux plaques situées à cheval sur les bords supérieurs à 6 ou 7 centimètres de l'extrémité postérieure.

Chose remarquable, il n'y a rien sur la face inférieure ni sur la face interne, si ce n'est quelques fines arborisations ; cependant au niveau de la scissure de Sylvius, l'arachnoïde est opaline, et à la face inférieure du lobe moyen gauche on rencontre une plaque laiteuse sur laquelle se voient une trentaine de petits dépôts mamelonnés, blancs comme des grains de riz.

L'arachnoïde et la pie-mère s'enlèvent, non sans quelque difficulté, à cause des adhérences ; cependant avec des précautions, on arrive à les détacher sans trop endommager le cerveau. Mais, au niveau même du point où nous avons signalé la principale plaque laiteuse, il nous a été impossible de ne pas arracher des parcelles plus ou moins étendues de la surface des circonvolutions. Entre ces dernières et jusqu'au fond des sillons l'injection des vaisseaux est très-serrée. Les membranes enlevées et lavées, nous pouvons constater que leur rougeur et leur épaississement se maintiennent intacts. Le cerveau est également plongé dans l'eau ; il conserve sa coloration dans une grande partie de sa superficie ; mais sur la face latérale du lobe droit, au niveau des plaques rouges que nous avons signalées, la substance grise est rouge et ramollie : *c'est l'aspect de l'encéphalite superficielle* ; il suffit de passer légèrement le doigt dessus pour la réduire en *bouillie* rosée. Cependant, à part quelques points, les membranes s'en séparent facilement. En d'autres endroits la substance grise est aussi plus molle que normalement, mais pas au même degré. L'hémisphère gauche présente absolument les mêmes lésions, seulement moins avancées. La coloration rosée de la substance grise existe encore sur des espaces restreints correspondants aux portions de membranes rouges et épaissies, et les adhérences et le ramollissement y sont évidents.

En pressant la base des ventricules latéraux, on fait refluer de la sérosité dans le quatrième ventricule ; somme toute la sérosité contenue dans le crâne s'élève à 300 grammes. La membrane qui tapisse les ventricules est parsemée d'arborisations nombreuses dans les deux lobes ; la substance blanche est ferme et n'a rien perdu de sa consistance ; sur la coupe, s'étalent une foule de filaments vasculaires, mais de l'orifice des vaisseaux coupés, il ne sort pas de sang. La couche optique et le corps strié gauches sont peut-être un peu congestionnés.

Le cervelet, la protubérance et le bulbe nous paraissent sains. Cependant les vaisseaux de ces deux derniers organes sont dilatés.

Poumons. — Dans les deux plèvres, quantité notable de sang et de sérosité mêlés. Adhérences du poumon gauche en quelques points avec la plèvre costale ; fausses membranes s'étendant d'un lobe à l'autre et entre les deux lobes qu'elles unissent. Le tissu pulmonaire crépite presque comme à l'état normal. Toutefois, le lobe inférieur de chaque poumon et le lobe supérieur du poumon droit sont violacés ou bleuâtres, compactes, mais peu friables et assez fermes. Un sang noir s'en écoule à la coupe. Le lobe moyen du poumon droit est parfaitement sain.

Il n'y a pas de caillots dans le cœur, qui est vide et pâle.

Tous les organes thoraciques sont refoulés en haut par le ballonnement des intestins.

Cavité abdominale. — A la surface de l'intestin grêle distendu se voient des taches rouges, les unes petites arrondies, larges comme une petite lentille ; les autres ovales, de 4, 5 ou 7 centimètres de longueur sur 3 ou 4 centimètres de large. Elles correspondent bien évidemment à des follicules et à des plaques malades, ce qui va être vérifié dans un instant. Il n'y a pas d'adhérences au niveau des points rouges. Les deux intestins sont ouverts : le gros renferme quelques matières fécales ; mais il est sain, à part pourtant le cœcum, dont la muqueuse est injectée. Le grêle, au contraire, présente des lésions depuis la valvule iléo-cœcale jusqu'à la première, ou plutôt la dernière valvule connivente, puisqu'on les compte habituellement du duodénum vers l'iléon. Ces lésions diminuent progressivement d'intensité et de fréquence en remontant dans ce dernier organe, et les 3 premiers mètres et demi de l'intestin n'en offrent pas. En examinant la face interne de l'intestin de la valvule de Bauhin vers l'estomac, nous trouvons la muqueuse rouge-vif, piquetée, arborisée, mamelonnée, épaissie sur la valvule et dans les 12 premiers centimètres. A partir de ce point, saillie des follicules isolés qui sont du volume d'une petite lentille, mais un peu plus proéminents. La rougeur qui avait cessé reprend à 30 centimètres avec une nouvelle intensité, c'est une véritable rougeur artérielle sur un espace de 28 centimètres ; puis elle cesse et reprend avec moins de vivacité, il est vrai, après un intervalle de 10 centimètres, sur une étendue de 35 centimètres. *C'est évidemment de l'entérite.*

Les follicules hypertrophiés n'en continuent pas moins partout de parsemer la muqueuse et de se presser les uns à côté des autres, *tanquam stellæ firmamenti.* C'est une véritable éruption de variole et une éruption confluente. Aucun des follicules n'est ulcéré dans les 150 premiers centimètres ; mais à partir de là, sur un espace de 30 centimètres, on trouve, sur le sommet de quelques follicules (1 cinquième) une petite dépression, un véritable ombilic, c'est probablement l'ulcération qui commence ; pourtant il n'y a réellement pas de perte de substance, mais une simple dépression. Les follicules malades cessent à 2 mètres et demi de la valvule. Il faut arriver à 1 mètre et demi de cette même valvule pour trouver une plaque de Peyer de 4 centimètres sur 1 centimètre, et une saillie de 1 millimètre ; puis une autre de 6 centimètres sur 2 avec une épaisseur de 2 millimètres et demi, et enfin deux petites à 30 centimètres l'une de l'autre, ovales comme les précédentes. Aucune n'est ulcérée ; elles ont un aspect velouté et mamelonné et sont d'une coloration rosée.

Les ganglions mésentériques présentent un volume qui varie de celui d'une aveline à celui d'une noisette. Ils ne sont pas ramollis.

Les reins sont sains.

La rate, quelque peu molle, a 15 centimètres sur 10 cent.

Le *foie* nous offre un singulier aspect et il a évidemment subi une altération profonde. Il a une coloration grise dans toutes ses parties ; seulement en certains points sur ce fond gris se dessinent des bandes de moins de 1 centimètre de largeur et d'une longueur variable, dont la teinte est plus foncée et se rapproche de celle de la tunique externe des artères. La consistance du foie semble mollasse, il garde l'empreinte du doigt, mais il ne se laisse pas facilement déchirer ; il est moins friable ; il cède, puis il revient lentement ; il est plus élastique ; il ne contient pas une goutte de sang ; il est tout à fait

anémique. Son volume et son poids sont à peu près normaux.
L'examen microscopique nous y a fait découvrir une multitude de
granulations graisseuses qui distendent les cellules. De ces cellules
les unes ont conservé leurs contours nets, et par conséquent sont entières ; les autres sont interrompues dans une partie de leur circonférence ; elles semblent avoir éclaté sous une pression excentrique
et elles sont détruites.

II.

§ 21. — Je ne dirai rien de la *rate ni des ganglions
mésentériques* qui sont presque constamment altérés dans
l'entéro-mésentérite, si ce n'est que les lésions de la première furent ce qu'elles sont toujours, et que celles des
derniers furent en corrélation directe avec l'intensité et la
gravité de l'éruption intestinale, et par conséquent beaucoup moins accentuées que dans la dothiénentérie à forme
abdominale.

Pendant toute la durée de l'épidémie, je n'ai pas vu un
seul cas de perforation intestinale, ni par suite de péritonite par perforation ; mais j'ai observé deux fois, et j'en ai
cité plus haut un exemple (obs. 6), la péritonite spontanée
signalée par M. Thirial, et sur laquelle M. le professeur
Trousseau insiste dans sa clinique médicale.

Article III.

Altérations anatomiques des reins.

§ 22. — Quoique les reins ne soient pas rangés dans les
dépendances du tube digestif, nous ne croyons pas devoir
renvoyer plus loin ce que nous avons à en dire.

Nous ne parlerons pas longuement des affections des
reins dans la fièvre typhoïde, car nous ne pourrions que

répéter ce que nous avons déjà exposé à propos d'autres viscères dont les lésions sont plus fréquentes et plus importantes.

Dans les autopsies que nous avons faites, nous avons trouvé souvent les reins frappés d'une violente congestion, et nous avons vu, sous la pression de la main, le sang sourdre abondamment de leur tissu ; c'est le premier degré des atteintes de la fièvre putride sur les organes urinaires. Dans nos examens anatomiques, nous n'avons pas rencontré, il est vrai, d'hémorrhagie rénale véritable, ni de néphrite évidente ; pourtant il n'est pas douteux que l'une et l'autre existent, puisque, dans le cours de la dothiénentérie, leurs signes ont été observés. Nous n'avons pas à mettre sous les yeux de nos lecteurs d'exemples d'hématurie, quoique nous en ayons vu autrefois, car nous n'en avons pas conservé la relation ; mais ce n'est point un fait très-rare. Je me bornerai donc à transcrire ici deux observations de dothiénentérie accompagnée d'albuminurie. Elles sont remarquables par les symptômes d'urémie qui se sont manifestés pendant la maladie, et qui nous ont conduit à rechercher la présence de l'albumine dans les urines. Peut-être, si nous avions plus souvent examiné ce liquide excrémentitiel, y aurions-nous décélé le même principe d'autrefois, en l'absence des phénomènes qui nous ont guidé dans nos premières analyses.

OBSERVATION X.

Fièvre typhoïde à forme cérébrale, variété convulsive. Accès éclamptiques ; convulsions des muscles de la face ; coma ; albuminurie ; rêvasseries, surdité ; pouls petit ; météorisme léger ; taches lenticulaires ; râles muqueux. Un purgatif, toniques, alimentation. Guérison. Durée : 20 jours.

Mouron (Amédée), employé de commerce, 20 ans, entre le 24 janvier 1863 à la Maison municipale de santé, service de M. Cazalis, 3e étage, chambre 28, lit n° 3. On nous apprend qu'il a eu la rougeole il y a quelque temps; il en était guéri depuis une quinzaine de jours, paraît-il, lorsque, il y a cinq jours, il fut pris de céphalalgie, étourdissements, diarrhée. Actuellement stupeur très-marquée de la face, surdité, rêvasseries, intelligence obtuse. Fièvre, ballonnement du ventre.

15 janvier. — Au moment de la visite, il a perdu complétement connaissance; il est dans le coma; il est pris subitement sous nos yeux d'accès éclamptiques et de convulsions des muscles de la face. Ses urines sont immédiatement examinées; elles sont albumineuses. En présence de ces phénomènes, le diagnostic : fièvre typhoïde, que j'avais cru pouvoir poser hier soir, me semble singulièrement hasardé. D'un autre côté, cette prétendue rougeole antécédente n'était-elle pas une scarlatine? La suite prouve, je crois, qu'il est aussi inutile de faire intervenir l'une que l'autre de ces deux maladies. Nous avons omis de dire que le pouls était petit et mou, à 110.

Décoction de quinquina sucré avec sirop d'écorces d'orange; vin, bouillon.

Le 18. — Éruption de taches rosées lenticulaires; ballonnement du ventre; une bouteille d'eau de Sedlitz.

Le 23. — Le coma a diminué; il n'y a plus que de la somnolence. Le malade comprend ce qu'on lui demande sans pouvoir y répondre. Râles muqueux dans la poitrine.

Même traitement. Potages.

1er février. — Les taches persistent. La diarrhée, qui a continué à la suite du purgatif, est peu abondante maintenant. Le coma a disparu, il reste un peu de somnolence. On donne au malade un bifteck à sucer.

Il va de mieux en mieux. Sa convalescence s'établit franchement, et on le décide à partir le 24 février pour son pays. Il est en très-bon état.

OBSERVATION XI.

Fièvre typhoïde à forme cérébrale avec phénomènes urémiques. Fièvre, taches lenticulaires; gargouillement iliaque; pas de dévoiement d'abord, puis diarrhée abondante et selles involontaires; surdité, amblyopie, pupilles dilatées; paroles inintelligibles; délire; somnolence; albuminurie; pouls petit; râles muqueux; broncho-pneumonie limitée. Toniques, vésicatoires. Guérison. Durée : 19 jours.

Siméon (Gustave), 15 ans, employé de commerce, entre, le 11 octobre 1863, à la Maison de santé, 3ᵉ étage, chambre n° 1, lit n° 1. Huit jours de maladie. Céphalalgie, étourdissements, peau chaude, pouls faible, à 100. Ni douleur de ventre ni diarrhée, mais gargouillement dans la fosse iliaque droite. Météorisme et taches rosées lenticulaires. Langue blanche au milieu, rouge sur les bords. Deux ou trois râles sibilants dans les bronches.

Le 12 octobre. Idem. Limonade, bouillon.

Le 13. Il se trouve assez bien, mais il est somnolent depuis deux jours. Le soir, il me dit qu'il ne voit pas clair. Bouffissure de la face.

Les 14 et 15. Les urines sont examinées; elles contiennent un peu d'albumine. La somnolence, la surdité, l'obscurcissement de la vue continuent; la difficulté de parler qui existait déjà (bredouillement) augmente, et la parole est presque inintelligible. Selles diarrhéiques involontaires.

Le 16. Encore de l'albumine; l'amblyopie persiste. Dilatation des pupilles, étourdissements, somnolence continuelle. Selles involontaires, diarrhée, pouls à 110. On fera quelques frictions dans la journée, on réveillera le malade et on le tiendra éveillé en causant avec lui. Pouls petit.

Vin, potages. Vin dans les lavements, vésicatoires aux cuisses.

Le 17. Il ne voit pas davantage, mais il est moins sourd, moins somnolent, et parle plus distinctement. Miction volontaire; encore de l'albumine dans les urines. Pouls à 104, plus fort, peau chaude. Quelques râles muqueux et respiration rude en arrière à droite. — Vésicatoire sur le thorax; supprimer le vin dans les lavements.

Au soir. Le malade s'est plaint aujourd'hui du vésicatoire du tronc; cependant, jusqu'ici, il n'avait pas ressenti la douleur causée par ceux des cuisses.

Le 18. Mieux. Il voit distinctement la figure des personnes qui l'approchent. Les pupilles sont moins dilatées; elles sont mobiles, mais se meuvent lentement. Les phosphènes existent. Il entend aussi beaucoup mieux, il parle franchement, n'a pas de diarrhée. Météorisme, taches lenticulaires confluentes, pouls petit, à 104, urines albumineuses.

Depuis deux jours : eau vineuse au quinquina; pilules avec sulfate de quinine, 0,50; extrait de quinquina, 5 gr. Potion avec infusion de polygala, castoréum, esprit de Mindererus, sirop de quinquina. Bordeaux, bouillon. Frictions avec le vinaigre aromatique. On continuera la même prescription.

Le 19. Idem. Le matin, pouls à 80. Le soir, la fièvre est assez vive; pouls à 115.

Le 20. La bouffissure de la face s'en va. A peine de l'albuminurie. Voit, entend et parle distinctement, mais lentement. Pouls à 80. — Même traitement.

Le 21. Amélioration notable. Il n'y a plus d'albumine dans les urines. Pouls assez petit, à 80. Le subdelirium persiste. — Vin, bouillon, potages.

Les 22 et 23. Bien. N'est plus bouffi, entend, parle, voit bien. Maigrit. Pouls faible, à 80.

Supprimez le sulfate de quinine et donnez les toniques et le quinquina sous toutes les formes. Un degré.

Il continue à avoir des rêvasseries les jours suivants. Le 31 octobre, il demande à s'en aller. Il a encore le pouds rapide, mais il est guéri, quoique très-faible et très-débilité. Il part le 3 novembre avec sa mère pour son pays.

Ainsi donc, en résumé, tous les organes de l'abdomen ont présenté, pendant l'épidémie que nous décrivons, des lésions congestives *d'une médiocre intensité*. Seul souvent le *foie* fait exception, puisqu'il nous a offert une altération qui ne paraît avoir aucun rapport avec la congestion, et qu'il a été remarquable, au contraire, par une anémie profonde. Cependant il n'en est pas toujours ainsi, et nous savons qu'il n'est pas rare de le trouver sous l'empire d'une fluxion plus ou moins vive, et même d'un ramollisse-ment. D'un autre côté, le *rein*, qui est si fréquemment le siége d'un fluxus énergique, peut subir une transformation ana-logue à celle du foie : *la transformation graisseuse*. Dans la dothiénentérie, *cette métamorphose adipeuse* ne se borne pas toujours à ces deux glandes, elle envahit aussi quel-quefois *les muscles*. Mais nous n'avons point à insister ici sur ces particularités intéressantes.

CHAPITRE III.

MANIFESTATIONS CÉRÉBRALES ET SPINALES.

§ 23. — Dans la dothiénentérie avec prédominance cérébro-spinale, il existe souvent vers l'axe céphalo-ra-chidien des lésions déterminées et parfaitement en rapport avec les phénomènes dits nerveux observés pendant la vie. Quoiqu'elles aient été considérées par un auteur jus-tement estimé, et qu'elles soient encore aujourd'hui re-gardées par beaucoup de médecins, comme fort légères et comme le produit de l'agonie et des derniers moments de l'existence, nous allons chercher à démontrer, par la simple comparaison des symptômes et des états anatomiques se rencontrant en même temps, qu'il y a entre eux bien autre chose qu'une coïncidence, mais une relation de cause à effet.

Pourquoi en serait-il autrement? et quelles raisons plausibles donne-t-on pour soutenir l'opinion que nous rappelions tout à l'heure? Le cerveau et la moelle ne peu-

vent pas plus avoir deux physiologies pathologiques qu'ils
ne peuvent avoir deux physiologies normales. Or, quand
la fièvre typhoïde est cérébrale dès le commencement, si
je puis m'exprimer ainsi, il arrive assez fréquemment que
ses symptômes ressemblent tellement à ceux de la méningite simple et tuberculeuse, que si l'on n'était prévenu de
la confusion fréquente de ces deux maladies avec l'*entérite
folliculeuse*, on n'hésiterait pas à admettre l'une ou l'autre
de celles-là (obs. 18, 22, 39, etc.). On est obligé alors de
suspendre le jugement définitif, jusqu'à l'apparition de
signes spéciaux, bien moins remarquables par leur importance morbide que par leur valeur diagnostique. Croit-on
réellement qu'une telle ressemblance symptomatique cor-
responde à des caractères anatomiques très-dissembla-
bles, et que les mêmes phénomènes qui aujourd'hui sont
sous la dépendance d'une affection méningo-encéphalique,
seront demain le fait d'une éruption intestinale, ainsi qu'on
l'a dit ? Que l'on ouvre le crâne de part et d'autre, et, si
l'on trouve des deux côtés, comme nous le montrerons
plus loin, les mêmes lésions, prétendra-t-on encore, qu'ici
elles sont le résultat de l'agonie et d'une imbibition
cadavérique, et là les effets d'une inflammation franche ou
non ?

On ne manquera pas de m'objecter que, dans la fièvre
maligne, il n'y a jamais de pus entre les méninges, et cela
est vrai; il n'y a jamais de pus entre les méninges dans la
dothiénentérie; mais y en a-t-il dans la péri-méningo-
encéphalite des aliénés ou dans le délire aigu ? Pas davantage, et cependant je ne sache pas qu'on refuse généralement des altérations anatomiques à ces maladies. Eh bien,
leurs altérations se rapprochent beaucoup de celles que
nous avons à décrire. Que l'on discute donc sur la véri-

table nature des produits morbides qui sont à la surface des centres nerveux, dans quelques fièvres typhoïdes, cela est facile à comprendre, mais qu'on les attribue à telle ou telle condition mécanique, et qu'on explique les signes qui les font prévoir par l'action imaginaire de causes qui leur sont tout à fait étrangères, voilà ce qui ne peut que nous surprendre.

§ 24. *Début.* — Dans la véritable *fièvre cérébrale* ty-phoïde, les phénomènes encéphaliques ne sont pas, en général, longtemps attendus, et dès le début de la mala-die rarement précédée de prodromes, une violente cé-phalgie se déclare brusquement avec étourdissements, tin-tements d'oreille, parfois vomissements, et une insomnie cruelle tourmente le malade qui ne peut plus trouver le repos. Il a de la stupeur, de l'hébétude des traits et un abattement extraordinaire, ou, au contraire, une surexci-tation remarquable avec une grande susceptibilité des sens. La fièvre est modérée.

Au troisième ou au quatrième jour, ou un peu plus tard, mais quelquefois dès le premier jour, du subdelirium et des rêvasseries se montrent, pendant l'obscurité, pour s'éva-nouir à l'apparition de la lumière, et être remplacés alors souvent par un peu de somnolence.

Le pouls est vibrant et plein.

A ce moment, si la diarrhée ou un flux sanguin ou sé-reux s'établit, les phénomènes congestifs peuvent rester stationnaires ou même rétrograder; mais si la fluxion con-tinue à se porter vers les centres nerveux, si aucune déri-vation n'a lieu, si aucune épistaxis abondante et suffisam-ment renouvelée ne fait une diversion salutaire, la respi-ration devient serrée, saccadée, *nerveuse*, les lèvres sont

agitées de tremblotement, la face est vultueuse, les yeux
brillants, les pupilles contractées, les artères battent avec
force, mais sans trop de rapidité, et la nuit est troublée par
un délire violent et une agitation invincible qui pourraient
faire croire, dans bien des cas, qu'on a affaire à un maniaque plutôt qu'à un typhique. Combien en ai-je vu, en
effet, amenés à Bicêtre ou à la Salpêtrière en cet état ! !
Une fois le délire fixé avec une telle énergie, il est rare
que la manifestation fasse un pas en arrière, car il s'est
déjà produit, ou il va se produire très-prochainement vers
l'encéphale, à la suite de la congestion, une poussée inflammatoire ou hémorrhagique qui devra suivre son évolution ; on peut espérer de la modérer, d'empêcher son
extension ; mais il est trop tard pour songer à la juguler,
même par le traitement le mieux approprié.

OBSERVATION XII.

Fièvre typhoïde avec prédominance cérébrale. Fièvre ; pouls fort ; épistaxis de quelques gouttes ; à peine diarrhée, météorisme ; taches lenticulaires ; râles sibilants ; angine pultacée ; délire, convulsions unilatérales ;
apoplexie méningée probable. Mort. Durée : 8 jours.

Gérard, 19 ans, marchand de volailles, entre, le 14 janvier 1863,
à la Maison de santé, chambre 12, lit n° 2.
Ce jeune homme est d'une forte constitution ; il se porte toujours
bien ; il est haut en couleur, il est grand et bien musclé. Depuis trois
jours il a des étourdissements, des bourdonnements d'oreille, la tête
lui tourne quand il il est debout et il pâlit. Il a eu une légère épistaxis hier ; un peu de diarrhée, deux fois dans la journée ; ventre
assez volumineux, mais sans ballonnement appréciable, gargouillement dans la fosse iliaque droite ; rien dans la poitrine ; peau chaude,
pouls fort et bondissant à 100. — Limonade, bouillon.
Le 16 janvier, idem ; rougeur marquée de la face, pas de céphalalgie ; langue jaune au milieu, rouge sur les bords ; un peu de météorisme ; douleurs de ventre ; peau chaude, sans sueur ; pouls plein,

à 110. — Ventouses scarifiées derrière les apophyses mastoïdes ; lavement émollient, cataplasme sur le ventre ; limonade, bouillon.

Le 17. Le malade a perdu hier quelques gouttes de sang par le nez ; rêvasseries la nuit ; rougeur marquée de la face ; il se plaint de tousser et d'avoir de la difficulté à avaler depuis deux jours ; le voile du palais, les amygdales, le pharynx, sont rouges et parsemés de petites pellicules pseudo-membraneuses ; on trouve quelques râles sibilants dans le poumon gauche, il n'y en avait pas hier ; pouls vibrant et fort ; langue jaunâtre ; constipation. — Purgatif.

Le 18. Il a été deux fois à la selle seulement ; il a parlé et crié toute la nuit sans qu'on pût obtenir de lui quelques instants de silence. Ce matin il paraît un peu plus calme, mais il a de légères secousses convulsives dans les muscles des lèvres, particulièrement dans la commissure gauche ; soubresauts des tendons ; il n'a pas de douleur de tête ; météorisme du ventre qui n'est pas sensible à la pression ; apparition de quelques taches rosées lenticulaires ; râles sibilants et muqueux dans la poitrine ; l'angine pultacée a un peu augmenté ; pouls roide ; peau chaude, sans moiteur. — Quatre ventouses scarifiées, sinapismes ; bouillon.

Le 19. Le malade a eu un délire très-bruyant toute la nuit ; il a complétement perdu connaissance tout à coup ; il y a un quart d'heure nous le trouvons dans le coma, la bouche légèrement déviée à gauche ; la commissure gauche des lèvres est encore agitée de légères convulsions ; sa peau est violacée et une sueur visqueuse couvre son corps ; le pouls est très-faible. — Une saignée est pratiquée immédiatement, mais la mort arrive quelques instants après.

Je crois devoir rapprocher de cette observation la suivante, parce que les deux jeunes gens qui en sont les sujets étaient dans la même chambre l'un à côté de l'autre, et que, l'effroi causé au second par la mort du premier n'a probablement pas été, comme on le verra, sans influence sur l'issue de la maladie.

OBSERVATION XIII.

Fièvre typhoïde avec prédominance cérébrale. Céphalalgie, étourdissements, délire; râles sibilants, pas de diarrhée; pouls petit; sueurs profuses. Sulfate de quinine. Mort. Durée : 9 jours.

Bonhomme, âgé de 16 ans, employé de commerce, entre à la Maison municipale de santé, le 15 janvier 1863; il est placé chambre n° 12, lit 1, 2ᵉ étage, service de M. Cazalis.

Début il y a trois jours par de la céphalalgie et des étourdissements; grande pâleur de la face; pouls petit et faible, à 120; peau chaude; langue blanchâtre; pas de diarrhée. — Limonade, bouillon.

Le 16 janvier. Mêmes symptômes, mais légère coloration du tégument qui est en moiteur; pas de diarrhée. — Un lavement émollient; bouillon, limonade chaude.

Le 17. Sueurs la nuit; grande fatigue ce matin; douleur de ventre par la pression; pas de diarrhée; une selle hier après le lavement; quelques râles sibilants dans la poitrine; pouls à 120; peau chaude. — Cataplasmes; limonade, bouillon.

Le 18. Les sueurs augmentent; deux chemises dans la nuit; pouls faible, à 120.

Le 19. *Idem.*

Le 19 au soir. Je trouve le jeune malade en proie à un délire violent. Effrayé par la mort de son voisin qui a râlé à ses côtés pendant une demi-heure et s'est éteint brusquement, il fut pris ce matin d'un grand frisson ou plutôt d'un tremblement nerveux qui dure encore, et il est tombé dans un état d'épouvante dont il est impossible de le tirer : ses yeux sont fixes et largement ouverts, sa bouche béante, il respire à peine et il veut fuir. Les sueurs ont disparu; on fait changer le malade de chambre. — Potion avec musc.

Le 20, même état au matin.

Au soir la frayeur semble passée, mais il est survenu des sueurs profuses et le malade est tombé dans le coma; je crois avoir affaire à un accès pernicieux. — Je donne le sulfate de quinine à la dose de 1 gramme en potion.

Le 21. Le délire a continué à alterner avec le coma; les sueurs ont persisté ; il y a encore de l'effroi ; tremblement convulsif ; pouls à 150 ; mort à 8 heures du soir.

L'examen anatomique *post mortem* de ces deux indivi-dus qui ont été sidérés au huitième et au neuvième jour de la maladie eût été des plus intéressants, malheureuse-ment le règlement de la maison du faubourg Saint-Denis se plie peu aux exigences de la science, et nous sommes obligés de conserver des doutes sur la cause de leur mort, princi-palement pour le second. Pour le premier, en effet, il ne paraît guère possible d'en invoquer une, si ce n'est une apoplexie, surtout si on rapproche son observation des vingt-troisième et vingt-quatrième, etc.

OBSERVATION XIV.

Fièvre typhoïde avec prédominance cérébrale, variété mélancolique. Affaiblissement de l'intelligence, hypochondrie, tristesse ; pas de diarrhée, météorisme ; taches lenticulaires ; râles muqueux ; anémie. Guérison. Du-rée : 20 jours.

Lefèvre (Gaston), 38 ans, entre le 12 mars 1863 dans le service de M. Cazalis.

Les renseignements qu'il nous donne sont peu précis et souvent contradictoires. Sa mémoire lui fait défaut ; il n'a pas d'ailleurs la plénitude de sa raison et il délire sur plusieurs points, mais les idées tristes et mélancoliques dominent. Il est, paraît-il, malade depuis douze jours ; il a eu de la céphalalgie, du délire et de l'agitation la nuit. On l'a fait purger et vomir. Il se plaint d'avoir la tête vide, lourde, étourdie ; il n'écoute pas par moments ce qu'on lui dit, il semble préoccupé et ne répond pas. Il se croit très-malade, et se re-garde comme impossible à guérir. Ses réponses sont lentes. — Il n'a pas de diarrhée, mais le ventre est légèrement ballonné, et recouvert, ainsi que le devant du thorax, par de nombreuses taches rosées len-·ticulaires : elles ne sont pas inutiles au diagnostic. — Le pouls est régulier, à 90.

Le 13 mars. *Idem.* On croirait avoir affaire à un cas de mélancolie, mais c'est une fièvre typhoïde à forme lypémaniaque. Le malade est anémique.

Le 14. Râles muqueux et sous-crépitants dans la poitrine ; crachats adhérents au vase ; pouls à 80. Même état mental.

Le 16. Le malade continue à ne pas avoir de diarrhée ; ses selles sont liquides, mais il n'en a qu'une par jour ; râles muqueux et sous-crépitants ; pouls lent ; insomnie.

Le 20. Les idées mélancoliques qui ont duré jusqu'à présent commencent à se modifier. Le malade croit à la possibilité de sa guérison.

Le 26. Il sort en bon état, délivré de ses idées noires, mais encore anémique et faible.

OBSERVATION XV.

Fièvre typhoïde avec prédominance cérébrale. Embarras gastrique, diarrhée puis constipation ; taches ; angine pultacée ; broncho-pneumonie double ; subdelirium, hallucinations, cris, violences ; respiration anxieuse et saccadée, strictum de la poitrine ; mouvements choréiformes des doigts, somnolence, coma ; pas d'épistaxis. Eméto-cathartique, saignée, purgatifs musc, toniques. Mort.

Hibbs (Caroline), 33 ans, gouvernante (Anglaise). Entre le 13 juin 1863 à la Maison municipale de santé, 1er étage, chambre n° 10.

Malade depuis quatre jours. Céphalalgie intense ; insomnie ; agitation ; peau chaude ; pouls à 90.

Le 14 juin. Rien dans la poitrine ; langue blanchâtre ; un peu de diarrhée ; ventre légèrement ballonné ; pas de taches.

Le 15. *Idem.* Eméto-cathartique.

Au soir. Figure animée ; yeux brillants et rouges ; agitation ; cris ; subdelirium.

Le 16. Pas de délire véritable la nuit ; strictum marqué de la poitrine ; mouvements saccadés ; râles sous-crépitants et respiration rude à droite ; pouls à 110 ; peau chaude ; 5 ou 6 taches rosées sur le ventre.

Le 17. Rêvasseries pendant la soirée ; sommeil assez tranquille pendant la nuit ; langue jaunâtre ; peu de diarrhée (3 ou 4 selles par jour) ; râles sous-crépitants à droite ; 28 respirations ; pouls à 120, large et mou. — Violette chaude, bouillon ; 8 ventouses scarifiées.

Le 18. Strictum nerveux de la poitrine ; 35 respirations ; 120 pulsations ; quelques rêvasseries ; à peine de la diarrhée (2 selles).

Le 19. *Idem*. Météorisme et taches. Les règles ont commencé hier ; elles viennent peu. 30 respirations inégales ; pouls mou, à 120 ; rêvasseries et subdelirium ; pas d'épistaxis, pas de sueurs, pas de déperditions graves. — Potion avec tartre stibié, 0,04 ; saignée.

Le 20. Pendant toute la journée et toute la nuit elle se lève dès qu'on la laisse seule ; elle ne sait pas ce qu'elle dit, ne répond pas aux questions ; somnolence ; stupeur de la face ; langue jaune et sèche ; respiration anxieuse ; râles sibilants à droite, sous-crépitants rares à gauche ; 40 respirations ; pouls mou, assez large, à 140 ; peau chaude, mais sèche. Le sang de la veine est liquide et diffluent, presque sans couenne. — Eau vineuse au quinquina, 2 pots ; limonade sucrée avec sirop d'écorces d'orange, extrait de quinquina, 2 grammes ; musc, 50 centigrammes en 10 pilules, à prendre de deux heures en deux heures ; 2 lavements avec décoction de quinquina et extrait de valériane, 1 gramme dans chacun ; frictions avec vinaigre aromatique ; vésicatoires aux cuisses, bouillon.

Au soir. Face animée et rouge ; répond mal ; langue sèche ; ventre très-ballonné ; pas de selles ; par moment, respiration serrée et bruyante ; râles muqueux des deux côtés ; pouls à 140, assez large et mou, plus ample que ce matin. Depuis deux jours elle a des hallucinations ; elle est toujours en contemplation ; elle sourit, puis elle converse.

Le 21. Elle a encore ce matin son air de béatitude ; elle sourit, et rit par moments tout à fait. Cependant la somnolence alterne avec l'agitation et les hallucinations ; cette nuit elle voulait s'en aller ; pas de diarrhée, une seule selle dans les vingt-quatre heures ; langue sèche et râpeuse, haleine fétide ; ne peut avaler ; angine pultacée. Ballonnement du ventre ; les taches lenticulaires s'effacent. Râles sous-crépitants des deux côtés, et en plus râles crépitants au niveau de l'omoplate droite ; respiration inégale ; céphalalgie ; mouvements choréiques des doigts. — Un verre d'eau de Sedlitz ; collutoire boraté.

Le 22. Quatre selles à la suite du purgatif ; mauvaise nuit ;

beaucoup d'agitation ; violence ; veut déchirer tout et se lever ; ne veut plus boire. Ce matin elle ne répond pas ; elle est dans un demi-coma ; la figure chaude, un peu cyanosée, recouverte d'une sueur visqueuse ; le reste de la surface du corps est légèrement froid ; langue râpeuse ; pouls mou, à 150 ; 60 respirations. Mort dans la journée. Autopsie refusée.

OBSERVATION XVI.

Fièvre typhoïde avec prédominance cérébrale. Délire, somnolence, cris, hallucinations ; difficulté à parler, bredouillement, tremblement des lèvres et des doigts ; injection des conjonctives ; inégalité des pupilles ; hyperesthésie ; épistaxis de quelques gouttes ; râles sous-crépitants ; un peu de diarrhée, météorisme. Mort. Durée : 8 jours.

Dihel (Frédéric), 16 ans, ébéniste, entre le 19 juin 1863 ; chambre 9, lit 1, 3e étage, à la Maison de santé.

Le 21 juin. Rêvasseries et délire ; hallucinations. Il voit ses livres sur son lit et étend le bras pour les prendre quoiqu'il n'y ait rien ; il bredouille quand il veut parler ; céphalalgie. Epistaxis de quelques gouttes ce matin ; il se plaint de la tête et de la langue, qui est sèche et rude ; peau chaude, ventre douloureux à la pression, météorisme ; pas de taches rosées ; pouls serré, à 108. — Limonade, bouillon ; lavement de camomille.

Le 22. Délire cette nuit ; mouvements ataxiques des doigts et des lèvres ; yeux rouges, conjonctive injectée, inégalité des pupilles, la gauche est plus large ; langue avec enduit blanchâtre visqueux ; déglutition difficile ; ballonnement du ventre, quatre selles ; quelques râles sous-crépitants dans la poitrine, respiration un peu rude à droite ; pouls assez large, à 140. — Musc.

Au soir. Rêvasseries, somnolence ; se réveille, rit, crie, remue ses lèvres comme pour parler, mais ne répond pas ; se plaint quand on le touche ; tremblement des mains comme des lèvres ; inégalité des pupilles, injection des conjonctives ; peau très-chaude ; pas de taches.

Le 23. Il meurt dans la journée et l'autopsie ne peut être faite.

OBSERVATION XVII.

Fièvre typhoïde avec prédominance cérébrale. Agitation, délire, hallucination ; tremblement des mains et des lèvres, secousses convulsives dans les globes oculaires ; contractures des membres et de la mâchoire ; légères épistaxis ; taches ; selles involontaires ; angine pultacée ; broncho-pneumonie à droite. Mort. Durée : 12 jours.

Lembert (Isidore), 17 ans, mercier, entre le 26 juin 1863 à la Maison municipale de santé, 3ᵉ étage, chambre 9, lit 2.

Le 27 juin. Malade depuis le 22 juin. Céphalalgie, étourdissements, subdélirium ; veut se lever ; hallucinations ; peau chaude ; pouls petit, fluctuant, tremblant, à 115 ; respiration inégale, peu profonde, à 35. Aucun râle dans la poitrine ; un peu de ballonnement du ventre, pas de diarrhée. Ce jeune garçon, antérieurement à sa maladie, se livrait avec fureur à la masturbation. — Limonade, bouillon ; 2 lavements de camomille, bain.

Au soir. Délire, agitation comme toute la nuit dernière, céphalalgie, secousses convulsives des muscles ; tremblement des mains. A laissé échapper sous lui des matières diarrhéiques ; ventre à peine ballonné, taches rosées lenticulaires naissantes. Langue rouge à la pointe avec enduit jaunâtre collant, lèvres croûteuses ; pupilles dilatées ; pouls mou et dicrote, à 100 ; peau chaude ; toux ; cependant on n'entend aucun bruit anormal dans les bronches. — Potion avec musc et quinquina.

Le 28. Est plus tranquille ; n'a pas essayé de se lever ; est gai et a toujours des hallucinations ; croit qu'il s'est promené hier toute la journée ; tremblement des lèvres et des doigts ; trois selles involontaires. Enrouement, angine pultacée. Langue fendillée avec enduit épais dur. Rien à l'auscultation de la respiration qui est toujours rapide ; peau chaude ; le pouls a un peu plus de force à 116. — Limonade, potion avec musc ; bain.

Le 29. La nuit a été bonne, un peu d'amélioration ce matin. — Bain.

Au soir. Le mieux continue ; le malade reconnaît ses parents.

Le 30. Il est endormi ce matin, ne répond pas, se laisse remuer sans articuler un mot, ouvre les yeux seulement. Il est pâle. Face hébétée, stupide. Langue rouge, desquamée en certains points. Toujours diarrhée, selles involontaires et taches sur le ventre. Engorgement du poumon droit ; râles muqueux et respiration rude ; 50 respirations ; pouls mou, à 104. — Violette chaude, bouillon ; vésicatoire à la base du poumon droit ; potion avec kermès, 0,10, et esprit de Mindererus, 1 gramme.

Le 2 juillet. Insomnie, agitation la nuit ; épistaxis faibles ; pupilles dilatées ; stupeur. Angine pultacée, expectoration difficile ; râles sous-crépitants au sommet du poumon droit. Selles nombreuses et involontaires ; peu de ballonnement ; peau chaude, sans sueur ; 120 pulsations. L'amaigrissement commence. — Violette, julep avec kermès, 0,20 ; esprit de Mindererus, 1 gr. ; bouillon ; lavement de camomille.

Le 3. Agitation vive, délire, hallucinations, céphalalgie, contracture dans les membres et dans la mâchoire qu'il est impossible d'écarter ; pupilles dilatées, mouvements convulsifs des globes oculaires. Pulvérulence des narines, pas d'épistaxis ; chuchottement continuel ; perte complète de la connaissance. Souffle au sommet du poumon droit ; 60 respirations ; ventre météorisé ; selles involontaires ; peau brûlante ; pouls dur et fréquent, à 136. — Violette ; potion avec kermès, 0,30 ; musc, 0,50 ; lavement avec extrait de valériane, 1 gr. ; 12 sangsues derrière les oreilles.

Le 4. Mort à trois heures du matin. L'autopsie n'a pu être obtenue.

OBSERVATION XVIII.

Fièvre typhoïde avec prédominance cérébrale. Embarras gastrique, pas de diarrhée, taches lenticulaires ; quelques sueurs ; rien dans la poitrine. Pas d'épistaxis ; délire, agitation , hallucinations, violences, embarras de la parole, déglutition difficile, déviation de la bouche, contracture des membres, strabisme ; coma, résolution ; otite. Sangsues, calomel, musc. Mort. Durée : 17 jours.

Graindorge (Constant), boucher, 23 ans, entre le 27 juillet 1863 à la Maison de santé, chambre 7, lit 3.

Depuis huit jours ; il a mal à la tête ; écoulement de pus par l'oreille gauche ; langue jaunâtre ; un peu de fièvre ; symptômes d'embarras gastrique, légèrement fébrile. — Gomme, bouillon, une bouteille d'eau de Sedlitz ; 2 lavements de camomille, coton glycériné dans l'oreille.

Le 28 juillet. Dès hier soir délire, agitation, loquacité, hallucinations. Il détaillait sa viande, appelait ses pratiques, leur parlait, leur répondait, et vantait beaucoup sa marchandise. Cependant il restait tranquille dans son lit ; épistaxis de quelques gouttes ; pas de diarrhée. Ce matin il ne déraisonne pas ; pouls assez fort, à 100.

Le 29. Nuit très-agitée ; on a été obligé d'attacher le malade, qui voulait sortir de son lit ; il ne va qu'avec les lavements ; un peu de météorisme du ventre ; 3 taches rosées lenticulaires commencent à apparaître ; pouls moyen à 105. — Gomme, bouillon.

Le 30. Il a été plus calme ; répond bien à ce qu'on lui dit ; la peau est souvent en moiteur.

Le 31. La nuit a été peu agitée, mais il y a eu encore des rêvasseries. — bain ; bouillon et potage.

Le 1er août. *Idem.* Gomme, bouillon ; bain. Il se trouve très-bien dans la journée, mais le soir il se lève et s'approche de la fenêtre ; on est obligé de lui mettre une garde ; il est pris d'un violent délire.

Le 2. Violent délire la nuit, loquacité intarissable ; coma ce matin interrompu par des paroles inintelligibles ; ne répond pas à ce qu'on lui demande, et cependant comprend qu'on lui dit de tirer la langue : il la montre ; un peu de déviation de la bouche vers la droite ; roideur des membres, contracture aux deux coudes. Pas de diarrhée, ventre peu ballonné, les taches rosées persistent ; rien dans la poitrine ; pouls lent et mou. — 5 sangsues derrière chaque oreille ; musc.

Le 3. Au milieu de son agitation, le malade a toujours sué la nuit ; depuis trois jours il est resté sur son lit dans la même attitude ; depuis hier soir il continue à délirer et à discuter avec des êtres imaginaires. Strabisme divergent de l'œil droit ; contracture des membres. — Sangsues ; calomel, 0,10 ; bouillon, potage.

Le 4. La diarrhée est venue à la suite du calomel ; même état ; prend ce qu'on lui donne, mais commence à avaler difficilement. A l'agitation a succédé la dépression, au délire la somnolence et le coma ; la contracture a fait place à la résolution des membres. Pouls petit, à 110. — Pilules avec musc et castoréum.

Le 5. Il est mort ce matin à 8 heures.

OBSERVATION XIX.

Fièvre typhoïde avec prédominance cérébro-spinale.
État saburral, constipation, anémie. Taches, rien dans la poitrine, sueurs, pas d'épistaxis, délire, hallucinations, terreurs, délire lypémaniaque, violences. Trismus, contractures et tremblements passagers des membres. Douleurs spontanées des jambes, musc, sulfate de quinine, opium, vésicatoires. Guérison. Durée, 21 jours.

Weber (Théodore), 21 ans, commis, entré, le 1ᵉʳ août 1863, chambre 22, lit 1, 3ᵉ étage, à la Maison de Santé, avec des symptômes d'embarras gastrique et d'anémie; il a la diarrhée depuis six jours; il a un peu de fièvre. Il parle mal le français et ne donne que des renseignements au moins incomplets et peu compréhensibles. — Limonade, bouillon, potage ; lavement émollient.

Le 2 août. Il n'a pas dormi cette nuit, mais il a eu un délire et une agitation formidables. Il s'est levé pour s'en aller ; il s'est couché à terre, quand on a voulu le remettre au lit, et il a battu la femme qui le gardait. Ce matin il a sommeillé un peu, et il est bien moins agité depuis l'arrivée du jour. Il sue beaucoup, mais il ne saigne pas du nez. — Limonade, eau vineuse au quinquina; bouillon, potage.

Le 3. Dans son délire il appelle ses chiens pour le défendre. La figure et le regard sont meilleurs, la respiration est bonne; quelques taches rosées lenticulaires naissent sur le ventre; pouls mou, à 110. — Potion avec sulfate de quinine, musc et sirop de quinquina, eau vineuse au quinquina.

Au soir. Il existe du trismus, les dents sont serrées, les membres supérieurs sont contracturés; sueurs abondantes. Il n'y a rien dans la poitrine ; ventre non douloureux à la pression, pas de gargouillement. Le malade n'a pas eu de diarrhée depuis qu'il est ici. Pouls faible, à 115. — Appliquer deux vésicatoires aux jambes.

Le 5. Il a dormi cette nuit environ trois heures, il se réveille en sursaut et comme saisi de frayeur; cependant il ne crie plus, mais il dit qu'il est condamné à un an de prison et que les militaires vont le prendre. Actuellement un peu de tremblement des mains et des lèvres, air terrifié; sueur depuis une heure; pâleur de la face; taches sur le ventre, celui-ci n'est pas douloureux ; pas de selles sans lavement; pouls mou et redoublé, à 115. — Ajoutez un œuf aux potages. Même prescription.

Le 6. Teint coloré ce matin, douleurs dans les membres inférieurs, tremblement des mains.

Le 7. Délire tranquille la nuit; se plaint du ventre; pas de diarrhée, rien dans la poitrine, langue rouge, pouls à 110. — Même traitement.

Le 8. Hier soir délire tranquille, cette nuit délire bruyant; cris, accès de peur; dit que les Tuileries et Biarritz sont en flammes et que les gendarmes vont le prendre et le faire mourir avec sa famille; se jette en bas du lit, bat sa garde qui le retient et veut se précipiter par la fenêtre; on l'attache. Deux selles diarrhéiques ce matin, sueurs abondantes, lipothymies. — Supprimez le musc et le sulfate de quinine; donnez potion avec extrait thébaïque, 0,15, à prendre par cuillerée, d'heure en heure ou de deux heures en deux heures, selon l'effet produit; potion avec extrait de quinquina. Décoction de quinquina. Même alimentation.

Le 9. Moins des deux tiers de la potion ont été pris; il est survenu de l'assoupissement pendant lequel on l'a suspendue. Le malade est hébété; il se plaint de la tête et de ses vésicatoires qui ne sont pas encore secs. Il est toujours agité; par moment il veut battre, puis la terreur domine et il croit qu'on veut le faire mourir, mais en somme il y a une légère amélioration. Pouls petit à 100; langue rosée humide. Les taches ne sont pas encore disparues. — La potion d'extrait thébaïque sera donnée toutes les trois heures pendant le jour et supprimée pendant la nuit.

Le 10. La nuit a été tranquille, le sommeil paisible; une garde-robe dans les vingt-quatre heures. Le pouls est petit à 100, et la soif vive; rien dans les poumons. — La potion sera reprise et donnée par cuillerée toutes les quatre heures.

A la visite du soir. Le malade a dormi la moitié de la journée; il va très-bien; il répond en ce moment raisonnablement aux questions; le pouls est moins petit, plus développé et bat 90 fois par minute. — La potion est suspendue le lendemain.

Le 12. L'amélioration continue, cependant il y a eu quelques rêvasseries ce matin; la face est pâle et le pouls est petit, mais à 80 seulement. — Un degré d'aliments.

Le 14. Les idées de persécution ne sont pas encore complétement passées ; il a par instant de véritables accès maniaques, il tremble, il croit qu'on le poursuit. Il est sorti de sa famille à la suite de quelques contrariétés, il serait temps de l'y faire rentrer, et la guérison serait parfaite.— On continue les toniques en tisane et en potion depuis le 3 août. Tout autre médicament est rayé.

Le 15 au soir. Il a reçu une visite aujourd'hui ; on lui a dit qu'on allait l'emmener en Suisse, son pays ; il est très-tranquille.

Le 9, *idem ;* le 16 et le 17, 2 degrés.

Le 22. Il part ce soir pour la Suisse. La guérison est complète.

OBSERVATION XX.

Fièvre typhoïde avec prédominance cérébrale.

Deux légères épistaxis au début ; diarrhée, puis constipation, météorisme, taches lenticulaires. Délire, agitation, terreurs, violences, cris, vociférations ; roideur des membres, teinte ictérique de la face, langue jaunâtre, foie volumineux, pouls petit. Mort. Durée 10 jours.

Cambeur, 26 ans, employé de commerce, entre le 26 août à la Maison municipale de Santé ; il est placé au 3e étage, chambre n° 1, lit n° 1.

En arrivant dans sa chambre vers 5 heures, au moment de la visite du soir, je le trouve en train de se lever, en chemise, tremblant sur ses jambes, les yeux excavés, le regard étrange et effrayé, la face pâle et d'un jaune presque ictérique. A ma première question il répond en balbutiant qu'il est malade depuis quatre mois et qu'il a le ver solitaire ; cependant il n'a jamais rendu aucun fragment de tœnia ; il est du reste facile de voir immédiatement qu'il délire. Je le prie de se coucher pour pouvoir l'examiner ; il se met sur son lit appuyé sur les coudes et sur les genoux, et me présente son anus comme étant le siége de son mal. Je reconnais un infundibulum des mieux dessinés. Le ventre est légèrement ballonné, la peau est chaude, le pouls à 90. Il n'y a rien dans la poitrine. — Je fais placer une garde dans la chambre pour le surveiller, et j'ordonne de la limonade, du bouillon et un lavement émollient.

Le 27 août. C'est évidemment une fièvre cérébrale typhoïde. Les rêvasseries et le délire, des tentatives renouvelées pour se lever ont persisté toute la nuit. Il n'y a pas eu de garde-robe ; cependant il y a du météorisme; la langue est jaunâtre au milieu, rouge sur les bords; pouls à 100. — Musc, 0,50, calomel, 0,10 pour 6 pilules. Limonade, bouillon.

Au soir. Je le trouve attaché avec le gilet de force, parce qu'il était impossible de le tenir dans son lit. Pendant qu'on le camisolait, il criait au viol. J'approche pour l'examiner, il s'y oppose autant qu'il peut; il ne veut pas que je lui découvre le ventre, et dit que c'est une affaire de travaux forcés. Cependant j'y trouve une tache rosée lenticulaire naissante. Les membres sont raides et presque contracturés, les yeux hagards, les traits tirés; il vocifère comme un enragé; le pouls est petit et serré à 120.

J'apprends par un de ses amis, que je rencontre dans sa chambre, qu'il fut pris il y a huit jours d'une *violente cholérine ;* il a eu deux légères épistaxis et le délire a commencé deux jours avant l'entrée. Il est d'une constitution médiocre, mais il ne se porte pas mal habituellement.

Le 28. Le calomel l'a fait aller une fois à la garde-robe. Le délire a été violent, il dure toujours; le malade marmotte quelques paroles sans suite, pourtant il comprend quand on lui dit de montrer sa langue, mais il n'ose la tirer de sa bouche; un cachet de terreur est imprimé sur toute sa physionomie; son visage a toujours une teinte ictérique. Il ne s'est jamais plaint de la région hépatique et il ne paraît pas en souffrir, quand on y exerce des pressions; cependant le foie est augmenté de volume, car la matité à la percussion s'étend depuis le rebord des fausses côtes jusqu'à un travers de doigt au-dessus du mamelon. Aucun bruit anormal dans la poitrine. Les membres sont moins rigides qu'hier, mais encore roides; le pouls est petit à 120. — Même traitement; tisane de décoction de quinquina.

Au soir. Il n'y a ni diarrhée, ni sudation, ni épistaxis; la peau est chaude et le pouls misérable. Aggravation des autres symptômes.

Le 29. Cyanose asphyxique, râle trachéal. Mort à dix heures du matin.

L'autopsie a été refusée; elle n'eût certainement servi qu'à confirmer ce que nous avions déjà trouvé en pareilles circonstances, néanmoins nous regrettons de n'avoir pu l'obtenir.

Aux observations précédentes on comparera les observations 3, 4, 5, 6, 7, 8, 9, 10, 11, 21, 22, 23, 24, 25, 26, 29, 33, 34, 35, 36, 39, 40, 43, 44, 46, 47, et l'on aura, je crois, sous les yeux toutes les nuances possibles de la forme cérébrale de la dothiénentérie.

§ 25. *Diverses espèces de délire : bruyant, calme, gai, triste, etc. Hallucinations.* — Il y a dans la fièvre typhoïde de nombreuses variétés de délire, de nombreuses perversions de l'entendement, dépendantes de lésions anatomiques voisines ; mais d'autres se rattachent au contraire à des états fort différents, et ce sont ces dernières que nous devons d'abord distinguer.

Il ne faut pas confondre en effet la loquacité et le délire tranquille, qui arrivent à la fin de la maladie, chez un individu fort affaibli, ayant subi de grandes pertes de sang, avec les cris, les vociférations, les menaces proférés par un typhique encore au premier ou au deuxième septenaire de la dothiénentérie, chez lequel ni l'affection morbide ni le traitement n'ont encore diminué les forces et atténué la réaction ; car le subdélirium calme de la fin et des sujets délibilités résulte du défaut d'abondance, et des changements de composition du liquide nourricier, et il cède ordinairement assez vite à l'administration de quelques toniques ; tandis que l'agitation extrême, les violences et les convulsions des sujets, dont la maladie est en toute puissance, sont rarement combattues avec avantage, même par les médications les plus héroïques et les mieux dirigées. Il semble, dans le premier cas, que le cerveau soit dans un état d'anémie locale, qu'il soit presque vide de sang, et qu'il manque du stimulus et du lest nécessaires pour être en équilibre ; et, dans le deuxième, que le fluxus actif et énergique du sang, vers cet organe sensible,

fournisse un aliment à la maladie qui y porte tout son effort et y produit des effets désastreux. Outre les symptômes concomitants et l'état général, une circonstance per-
mettra souvent de différencier ces deux sortes de délire,
qui n'ont pas toujours un aspect aussi dissemblable que je
l'ai supposé ; cette circonstance, la voici : le délire *anémique*, résultant d'une atonie cérébrale est passager, il se
renouvelle d'un instant à l'autre, et principalement au
moment du réveil ; il disparaît, dès que l'attention est sérieusement fixée, mais il reparaît, il est vrai, si elle l'est
trop longtemps ; le délire, qui est sous la dépendance des
lésions de la substance grise de l'encéphale et des membranes, conserve au contraire à peu près la même intensité, pendant un laps de temps de quelques heures, il présente certainement bien des exacerbations surtout la nuit,
mais il n'est jamais chassé brusquement, de quelque manière qu'on s'y prenne pour rétablir la netteté des idées.
Cette distinction faite, je m'occuperai peu du subdélirium
des convalescents, mais j'étudierai dans ses diverses formes le délire qui caractérise les manifestations cérébrales,
dont il est principalement question ici.

§ 26. — A peine la nuit tombée, le malade qui n'avait
que de la stupeur et un obscurcissement de l'intelligence,
du reste jusque-là assez tranquille, prostré ou somnolent,
commence à s'agiter dans son lit, à vouloir se lever, à demander ses habits pour s'en aller. Si on lui résiste, quand
il s'est placé sur son séant pour mettre à exécution son
projet, il menace de frapper, il frappe, en criant avec
force injures, ceux qui veulent le retenir. Au milieu de
ses efforts, sa face se congestionne, devient rouge, ses
yeux roulent dans leurs orbites et brillent d'autant plus

qu'ils sont humides, et qu'une fine injection colore la conjonctive; tous ses muscles sont contractés énergiquement, et il faut souvent plusieurs personnes pour se rendre maître de lui. S'il parvient à sortir du lit, il quitte la chambre ou il s'approche de la fenêtre pour s'y précipiter, non pas dans l'intention de se donner la mort, mais parce qu'il cherche une issue, et qu'il en trouve une dont il ne calcule pas le danger. On est obligé alors, pour le maintenir, les paroles de persuasion devenant inutiles, de l'envelopper dans une camisole de force; mais il ne perd pas courage, il tente de briser ses liens et ne pouvant y parvenir, il se consume en efforts; souvent alors une sueur abondante couvre son corps, et s'il a la diarrhée, il laisse échapper sous lui une grande quantité de matières liquides d'une odeur infecte. Il ne se tient pas en général pour vaincu, il semble attendre une occasion plus favorable, et vingt fois dans la nuit, il renouvelle ses tentatives. C'est dans cet état que j'ai vu plusieurs fois à la Salpétrière de malheureuses jeunes filles, venant des hôpitaux de Paris, où leur maladie avait été méconnue et prise pour un accès de *manie aiguë.*

D'autres moins dangereux, en apparence, mais plus sournois, semblent en proie à la crainte, la terreur est peinte sur tous leurs traits; qu'ils soient le jouet d'une hallucination ou d'un rêve, ils veulent fuir, ils battent et ils cherchent à blesser les personnes qui les retiennent, au moment où elles ne s'y attendent pas.

Enfin, il en est aussi qui, beaucoup plus raisonnables à première vue, commettent les mêmes actes délirants, moins les violences; sans bruit, sans que rien puisse le faire soupçonner, ils se lèvent pour peu qu'on les quitte un instant, et ils tentent de sortir indifféremment par la porte ou par la fenêtre.

A côté de la forme triste que je signalais tout à l'heure (Observ. 14), je dois placer, pour l'opposer, la forme gaie. Il y a des sujets qui sourient habituellement et qui ne parlent que de choses joyeuses, comme il y en a qui sont taciturnes et ne voient que des tableaux effrayants (Observ. 19).

Cette différence tient peut-être en partie au caractère de l'individu et aux circonstances dans lesquelles il se trouvait quand il a été frappé de la maladie. Cependant la gaieté, pas plus que la tristesse ne sont constantes, et elles alternent quelquefois entre elles.

§ 27. *Hallucinations.* — Il est probable que ces diverses conceptions délirantes sont sous la dépendance des *hallucinations.* Parfois il est impossible de dire s'il existe ou non des hallucinations, mais d'autres fois, elles sont loin d'être douteuses, et elles se montrent avec la plus complète évidence. Il faut distinguer ici comme ailleurs les hallucinations vraies, sensorielles et les hallucinations psychiques ; tantôt les malades aperçoivent réellement certains objets et cherchent à les saisir ; tel l'enfant de l'observation 16, qui voyait ou croyait voir ses livres sur son lit, et allongeait le bras pour les prendre ; ou entendent distinctement des personnes avec lesquelles ils conversent ; ainsi le boucher de l'observ. 18, en pesant sa viande, répondait à ses pratiques, après avoir écouté leurs paroles.

Tantôt les malades ne voient pas et n'entendent pas réellement, ils se rappellent, et ils se bercent dans leurs souvenirs. La demoiselle Hibbs de l'observation 15, qui avait toujours l'air joyeux, paraissait plongée dans une contemplation intime. Du reste, ces *hallucinations*, qu'elles soient d'une nature ou d'une autre, prennent toujours leur source dans la *mémoire*, car elles sont toujours en rapport avec les habitudes ou les idées, qui ont préoccupé les individus plus ou moins récemment. La jeune femme de l'Observation 29, qui avait entretenu des relations clandestines avec un officier, et qui craignait d'être enceinte, pensait avoir devant les yeux un capitaine et un enfant.

Parfois elles absorbent toute l'attention, mais habituellement il est facile de les chasser pour un temps, en détournant d'elles l'esprit, par des questions et des exhortations, pourvu toutefois que l'entendement ne soit pas trop obscurci.

§ 28. — *L'intelligence* se perd rarement d'une façon absolue ; sauf dans la période ultime de l'affection, il est rare qu'on ne puisse pas, à certains moments, tirer des malades quelques paroles sensées, leur faire comprendre ce qu'on dit ou les amener à reconnaître quelqu'un soit par des mots, soit par des gestes qui sont souvent mieux saisis que toutes sortes d'explications ; mais il ne faut pas les fatiguer, car ils sont bien vite au bout de leurs forces intellectuelles. D'ailleurs, il n'en est pas toujours ainsi, et quelquefois en dehors du coma, le patient étant bien éveillé et ayant les yeux bien ouverts, il est impossible de lui rien faire concevoir, et de provoquer une modification des traits dans sa physionomie stupide.

§ 29. *Somnolence*. — A la place du délire et de l'agitation il y a souvent de la somnolence et de la torpeur ; tantôt ces deux ordres de phénomènes alternent entre eux ; les malades harassés, accablés par une dépense d'influx nerveux considérable, sommeillent un peu vers le matin ; c'est un repos réparateur. Tantôt la somnolence, au con-

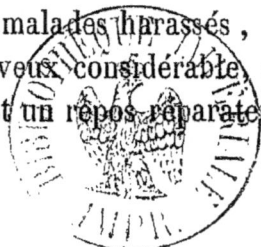

7

traire, est le symptôme dominant, et on a véritablement devant les yeux une fièvre typhoïde *à forme soporeuse.*

Pour peu qu'on ne tourmente pas, qu'on ne harcèle pas le malade, il reste des heures entières sans faire aucun mouvement ; étendu dans une position immuable, la figure pâle, les traits immobiles, il ressemble à un cadavre ; sa respiration calme, et les battements légers de son cœur et de ses artères sont les seuls signes de vie qu'il donne dans son impassible inertie. Pourtant cette placidité apparente est, chez certains sujets, de temps à autre, troublée par des cris plaintifs et par des contractions grimaçantes de la face. Si on les remue dans leurs lits, si on les met sur leur séant, ils restent complétement inactifs et ne se meuvent pas plus que des statues ; ils continuent leur sommeil, et laissent tomber sur leur épaule leur tête trop lourde ; dès qu'on les abandonne, ils s'infléchissent d'un côté ou de l'autre, et gardent la position dans laquelle ils [se trouvent; la résolution des membres est complète. D'autres fois, dès qu'on les déplace, ils deviennent maussades et se plaignent, poussent même des gémissements, sans se donner la peine d'ouvrir les yeux. Mais, à un degré moindre, et à une époque différente de l'affection, il suffit de les toucher ou de leur parler un peu fort pour les tirer de leur assoupissement ; ils s'y replongent, il est vrai, dans l'instant qui suit. Cette somnolence, ce coma, quelque effrayant qu'il soit, à première vue, est d'un augure beaucoup moins redoutable que le délire et l'agitation.

Les observations des malades de l'hôpital des Enfants nous fournissent des exemples remarquables de cette forme morbide (Obs. de 1 à 7).

En voici une autre qui ne manque pas d'intérêt à ce point de vue. Outre le symptôme que je signale, on y verra une otite et un commencement d'érysipèle de la face qui mérite l'attention.

OBSERVATION XXI.

Fièvre typhoïde avec prédominance thoracique et cérébrale, variété soporeuse.

Diarrhée, taches rosées ; râles sibilants, muqueux, crépitants, broncho-pneumonie, subdélirium, somnolence continue, un peu de tremblement des lèvres, otite, petite eschare, érysipèle. Affaissement, adynamie. Toniques, alimentation. Guérison. Durée. 27 jours.

Lambrechts (Ferdinand), 16 ans, entre le 5 septembre 1863, à la Maison de santé, 3e étage, chambre n° 17, lit n° 3, avec les signes du début d'une fièvre typhoïde ; il est au quatrième jour de la maladie, il a de la céphalalgie, des étourdissements — il ne peut se tenir debout — une diarrhée abondante, quelques râles sibilants dans la poitrine ; mais ce qui domine, c'est un abattement excessif et un sommeil perpétuel ; il est facile de l'en tirer, seulement dès qu'on le laisse tranquille, il recommence à dormir ; sa face est d'une grande pâleur, sa langue rouge, sa peau chaude, son pouls petit, à 110. Limonade, bouillon, lavement émollient.

Les jours suivants, la diarrhée continue, la somnolence devient plus profonde ; on peut asseoir le malade sur son lit, l'ausculter, le percuter sans qu'il ait l'air de s'en douter, mais il faut le maintenir, sans quoi il retombe dans un sens ou dans l'autre ; bain.

Le 8, des taches rosées lenticulaires apparaissent sur le ventre météorisé.

Le 10, on prescrit des toniques et de la thériaque.

Le 11, quelques mouvements nerveux se montrent dans les membres et les lèvres ; céphalalgie ; subdélirium ; pouls un peu plus fort, à 115. Un bain, lavement avec castoréum.

Le 12, la diarrhée diminue, le coma persiste et est peut-être même plus profond ; fine injection de la conjonctive ; les phénomènes semi-convulsifs et le subdélirium qui s'étaient montrés, il y a deux jours, n'ont pas augmenté ; mais les symptômes thoraciques se sont aggravés, il y a des râles muqueux des deux côtés, principalement à gauche.

Le 15, râles sous-crépitants à gauche en arrière, et sur la partie latérale; gène de la respiration; vésicatoire, toniques. Modifications avantageuses les jours qui suivent; le malade sort un peu de sa somnolence et se plaint de son vésicatoire; quelques sueurs; la diarrhée est modérée. Vin, un degré de poulet.

Le 23, la diarrhée est tout à fait suspendue, mais les phénomènes thoraciques ont augmenté à gauche; râles sous-crépitants au niveau de la fosse sous-épineuse. Un écoulement abondant de pus s'établit par l'oreille gauche dont le malade se plaignait depuis trois jours; la somnolence existe encore, mais il suffit de parler pour l'interrompre.

Le 25, si la somnolence a diminué, la diarrhée disparue, d'autres symptômes plus graves ont pris de l'accroissement; la fièvre est ardente; pouls à 120; la respiration gênée, 35 respirations, râles sous-crépitants; le subdélirium reparaît, l'amaigrissement est rapide; petite eschare au niveau du grand trochanter gauche.

Au soir, le pus coule abondamment de l'oreille, les pommettes sont colorées, et une légère injection érysipélateuse se montre sur le nez qui est à peine gonflé; le pouls est petit à 120.

Le 26, l'érysipèle ne s'est pas développé; la coloration rosée n'existe plus, la broncho-pneumonie gauche persiste toujours; l'adynamie est plus prononcée que jamais, l'affaissement excessif; la somnolence se montre encore par moment, mais ce n'est plus le coma antérieur; on insiste sur les toniques; quinquina, vin, deux degrés de viande; on place un vésicatoire à chaque mollet.

A partir de cette époque, une amélioration lente et progressive survient; le poumon reprend ses fonctions normales; l'otite guérit; la somnolence disparaît, le malade très-éveillé cause raisonnablement, et il sort le 30 septembre en bon état, n'ayant plus que ses forces à relever par une alimentation réparatrice.

Ces deux grands symptômes, délire et coma, les plus communs, les plus vulgaires de ceux qui se rattachent à la forme cérébrale de la fièvre typhoïde étant décrits avec les détails nécessaires, je ne m'arrête pas à préciser leur signification; je réserve ce soin, et je passe immédiatement à la description d'autres phénomènes qui les accompagnent, dans les cas les plus graves, et qui ne manquent jamais d'ajouter, par leur valeur propre, une précision si désirable, dans le diagnosic local des lésions cérébrales et dans leur pronostic.

Ces phénomènes sont de deux ordres : ils consistent en des troubles de la sensibilité et des troubles de la motilité : exaltation, abolition, perversion.

§ 30. — *Troubles de la sensibilité et de la motilité.* Bientôt nous les examinerons en particulier dans chaque organe, mais d'abord nous en dirons quelques mots en général. Il est bon, en effet, de mettre en évidence les liens de similitude qui les unissent. Or, ils présentent bien des apparences différentes suivant leur siége ; mais au fond leur nature est partout la même, et si l'on y regarde de près, on voit qu'ils offrent entre eux une grande concordance.

Tous ces symptômes sont sous la dépendance d'une affection de l'axe cérébro-spinal et de l'origine des nerfs; la physiologie le démontre, et l'anatomie pathologique le confirme. Selon la section atteinte, il existe des signes morbides dans des régions variées et dans des tissus divers. Selon que ce sont des nerfs mixtes qui sont frappés, ou des nerfs moteurs ou bien des nerfs de sensibilité générale ou de sensibilité spéciale, on observe simultanément des altérations du mouvement et du sentiment liées ensemble, ou séparément des altérations du mouvement, des altérations de la sensibilité générale ou spéciale. Ainsi, une lésion de la moelle et des origines nerveuses peut amener en même temps des contractures énergiques et des douleurs excessives dans les membres et dans les parois du tronc, des hyperesthésies soit de la peau, soit des muscles, et particuliè-

rement de ceux des goutières vertébrales. Une lésion de
la moelle allongée et de la base du cerveau détermine,
d'une façon tout à fait analogue, une paralysie ou un tremblement de la langue, des troubles de la déglutition, de la
phonation, de la respiration, du goût, de l'audition (surdité, bourdonnements d'oreilles) des désordres de la motilité et de la sensibilité de la face, du strabisme, l'abolition ou la diminution de la vision, la perversion de l'olfac-
tion. Sans doute, comme on le reconnaîtra dans la suite,
certains de ces phénomènes sont infiniment plus communs
que les autres, mais ils se rencontrent tous ; d'ailleurs quelques-uns bien plus remarquables attirent beaucoup plus
l'attention.

Si ces lésions de l'axe céphalo-rachidien font naître les
symptômes que nous venons d'indiquer, inversement, les
mêmes symptômes annoncent l'existence des mêmes lésions.

Quand nous parlons d'altérations des centres nerveux,
nous n'entendons pas désigner ainsi exclusivement celles du
tissu cérébral ou médullaire, mais nous y comprenons pour
une grande part celles des membranes enveloppantes. Elles
occupent en effet toujours les méninges et la surface seulement des organes.

Nous le verrons plus loin, elles consistent en congestions
plus ou moins vives, en inflammations superficielles, et
en apoplexies généralement limitées. Elles produisent
l'exaltation, la perversion ou l'abolition du mouvement et
du sentiment des parties qui reçoivent leurs nerfs, des régions encéphalo-rachidiennes malades. Mais il faut le dire,
l'abolition de la motilité et de la sensibilité, la paralysie
et l'anesthésie sont rares et en tous cas peu étendues.

L'exaltation et la perversion sont, au contraire, très-
communes et les symptômes habituels : convulsions, trem-

blements, ataxie, contractures, douleurs spontanées, hypé-
resthésies de la peau et des muscles. Douleurs par la pression, douleurs par les mouvements. Tous ces phénomènes
seront mieux étudiés successivement, dans chaque organe,
que d'une manière générale, surtout ceux qui sont bornés
à une zone étroite. Ce sont le tremblement des lèvres, les
mouvements choréiformes des doigts, les contractures des
coudes, les raideurs des muscles des gouttières vertébrales,
le trismus, le strabisme. Outre ces troubles restreints, il y
a aussi des convulsions générales, des douleurs spontanées
occupant des membres entiers et surtout une hypéresthésie
envahissant à la fois le tronc et une partie des membres.

§ 31. — *Cette hypéresthésie* peut se montrer, en différents points, sur la peau ou dans un appareil musculaire ;
elle est excessivement vive et le moindre attouchement
suffit pour la raviver outre mesure et faire pousser les hauts
cris au malade ; le plus léger mouvement lui arrache des plaintes que l'on ne saurait comment expliquer,
et que l'on attribuerait volontiers à une aberration intel-
lectuelle, si on n'était prévenu. Le siége le plus constant,
comme cela sera développé ultérieurement, est la région
vertébrale, depuis le trou occipital jusqu'au sacrum. Cette
rachialgie et la contracture qui l'accompagne sont tellement douloureuses qu'elles ne dépassent ce degré dans aucune maladie aiguë autre que la fièvre typhoïde.

§ 32. — Nous l'avons déjà dit, et cela se comprend facilement, ces symptômes divers n'existent guère isolément,
ils se rencontrent par groupes. Ils sont fréquents dans la
fièvre cérébro-spinale typhoïde ; pourtant il faudra bien
veiller à distinguer ceux qui sont sous la dépendance des

lésions de l'axe nerveux de ceux qui résultent d'une affection bien déterminée d'un organe. Ainsi, nous avons observé, en même temps à l'hôpital des Enfants, deux petits malades qui avaient une grande exaltation de la sensibilité du ventre (Liotard et Varchet. Obs. 4 et 6). Chez le premier, ce n'était vraisemblablement qu'une hyperesthésie simple des parois du ventre, chez le second, l'autopsie nous a montré les lésions de la péritonite spontanée. Il en est de même pour certaines douleurs thoraciques, pour les troubles de la respiration (spasmes) et la gêne de la déglutition, etc., qui peuvent tenir à une affection spinale ou à une affection locale des organes, dont la fonction paraît atteinte.

Cela dit, passons en revue ces divers phénomènes dans les principaux appareils.

§ 33. — Organes de l'ouïe. — *L'exaltation* et la *perversion de l'ouïe* sont très-fréquentes, et se montrent souvent de très-bonne heure dans la maladie qui nous occupe.

Les *bourdonnements,* les *tintements d'oreilles* sont des symptômes initiaux. Les *sensations imaginaires,* les *hallucinations* arrivent plus tard.

L'abolition de l'audition, *la surdité,* se rencontre si souvent pendant quelques constitutions médicales, que dans certains pays on la regarde comme un signe de dothiénentérie. Elle est bien moins commune à Paris. Nous l'y avons pourtant observée un grand nombre de fois cette année, parce que nous avions sous les yeux des formes spéciales, et encore est-il juste de dire qu'elle est loin d'y être constante, même dans ces formes spéciales. Elle peut exister d'ailleurs à des degrés fort divers, depuis l'obscurcissement de la sensation, jusqu'à son abolition presque absolue. Elle est en général sous la dépendance des mêmes lésions que la somnolence, et elle coïncide souvent avec d'autres troubles des sens. Il y a moins de 15 jours, je l'ai vue dans un cas exceptionnel se montrer, en même temps qu'un certain degré de *cécité*, *d'embarras de la parole* et de bouffissure des paupières. Il y avait de l'albumine dans les urines. La cause déterminante était-elle différente pour cela? Je ne le pense pas. (Obs. 11.)

§ 34. *Organes de la vue.* — Dans la même observation, nous venons de le remarquer, est signalée une diminution notable de *la vision*, ce qui n'a rien de bien extraordinaire, puisqu'il y avait albuminurie. Je ne l'ai pas rencontrée d'autres fois, mais mon attention n'était point attirée sur ce point et je ne l'ai point recherchée. Or, lorsqu'elle est légère, les malades s'en plaignent d'autant moins que leur intelligence est plus ou moins obtuse.

Les *pupilles* étaient dilatées.

Au début de la fièvre cérébrale, elles sont fréquemment contractées, la lumière semble insupportable au fond de l'œil; plus tard elles s'ouvrent largement, la sensibilité rétinienne est singulièrement amortie. Elles sont presque toujours *égales*, car il est rare que les iris ne se contractent pas synergiquement; cependant j'ai noté plusieurs fois *l'inégalité*, d'abord chez un enfant de l'hôpital de la rue de Sèvres, et ensuite chez d'autres de la Maison municipale de santé.

Les *conjonctives* sont injectées. Cette *injection* apparaît quelquefois avant l'invasion des symptômes graves, elle est alors leur prélude, et l'indice d'un fluxus énergique vers l'encéphale.

Strabisme. — L'œil prend des altitudes variées , il se
dévie latéralement (strabisme convergent ou divergent),
mais surtout en haut; ces déviations sont passagères et ne
durent guère que quelques heures en permanence. Elles
sont remplacées par de petits *mouvements rapides de dé-
placement* des globes oculaires.

§ 35. *Face*. — Un des signes de l'état typhoïde, c'est
l'hébétude des traits, la stupeur de la face. Dans la forme
cérébrale bien accentuée, le visage, au lieu d'être calme
et impassible, est par instants agité de *mouvements convulsifs* et *grimaçants* qui sont de la plus haute importance, plus encore au point de vue du pronostic que du
diagnostic. Ces contractions ont principalement lieu dans
les muscles des lèvres et de leurs commissures ; elles produisent une sorte de tremblement qui a beaucoup de rapport avec le *tremblement des lèvres des paralytiques
généraux*. Elles se montrent presque constamment des
deux côtés à la fois, pourtant une seule commissure peut
être frappée, et alors il y a aussi de la déviation de la
face. Ainsi limité aux lèvres, ce tremblement est d'un augure funeste.

Nous avons déjà parlé de *l'embarras de la parole;* il
ne dépend pas, en général, d'un défaut de coordination
des mouvements de la langue comme chez les aliénés,
mais bien plutôt d'un anéantissement de sa motilité.—Je ne
parle pas de la peine qu'ont les malades à rendre leurs pen-
sées, quand ils en ont. Il est rare, en effet, que la langue
tremble quand ils arrivent à l'amener au dehors, ce qui
n'est pas fréquent ; car ils ne peuvent plus ou ne savent
plus faire agir les muscles qui doivent la diriger. Il est
évident d'ailleurs, lorsqu'il y a un embarras de la parole,

que les diverses parties de l'appareil de la phonation sont quelquefois en cause.

Le *tremblement des lèvres*, le *tressaillement* des globes oculaires, sont des *convulsions*, comme le *strabisme* et la *déviation de la face* sont des *contractures*. Il y a d'autres convulsions et d'autres contractures, ainsi que des altérations concomitantes de la sensibilité.

Continuons donc la description de ces troubles de la motilité et du sentiment.

§ 36. *Membres et tronc, contractures et hyperesthésies.*

Les contractures se rencontrent aux membres inférieurs, aux supérieurs, aux mains, par exemple, mais elles sont bien plus communes aux coudes. Elles sont rarement permanentes, comme dans la méningite aiguë ou dans le ramollissement cérébral, et elles ne consistent souvent qu'en des *roideurs des membres*.

Une espèce de contracture qui mérite, à plus d'un titre, de fixer notre attention, c'est la *contracture des muscles du tronc*. Dans certains cas de fièvre typhoïde, et sous l'influence d'une *inflammation des enveloppes de la moelle* ou d'une *suffusion sanguine ou séreuse* vers cet organe, comme nous le démontrerons plus tard, il se produit dans les muscles postérieurs du tronc une contracture aussi violente et presque aussi invincible que celle qui a lieu dans le *tétanos*. C'est en vain que l'on dit au malade de s'asseoir, et qu'on tente de le mettre sur son séant ; on arrive à le soulever, à le plier, malgré ses plaintes, quelque peu en avant, mais jamais, quelque effort que l'on fasse, à le poser solidement sur ses ischions. Il faut exercer une forte traction en avant, ou une énergique poussée en arrière, pour le maintenir courbé, comme un arc résistant qui romprait plutôt que de fléchir davantage. Cette attitude est, du reste, si douloureuse pour le patient, qu'il gémit constamment, et qu'il respire à peine ; aussi est-il impossible de l'ausculter avec quelque fruit, quoiqu'on ait essayé de le dresser pour examiner l'état de ses poumons. C'est un véritable *opisthotonos*.

Les *muscles de la région postérieure du cou* sont pris en même temps que ceux du dos et quelquefois aussi les muscles élévateurs de la mâchoire inférieure. J'ai vu une fois le *trismus* isolé.

Voilà comment les choses procèdent ordinairement : une douleur est ressentie vers le trou occipital, le cou devient roide et souffre du moindre mouvement et du moindre attouchement, la *déglutition est gênée ;* les symptômes augmentent d'intensité. L'*hyperesthésie*, qui occupe aussi la peau, gagne, avec la rigidité, les muscles des gouttières vertébrales. Il en résulte les phénomènes que nous avons décrits tout à l'heure.

§ 37. *Troubles de la respiration.* — En dehors de toute affection des poumons, l'auscultation n'y faisant rien découvrir d'anomal, il n'est pas rare de voir des malades qui ont la *respiration* manifestement *anxieuse*. Les mouvements de la poitrine sont *plus rapides, inégaux,* tantôt profonds, plus souvent très-courts, comme si un obstacle survenait et arrêtait brusquement l'ampliation du thorax. Il semble qu'un véritable spasme se soit emparé des muscles qui y président. Ils sont pris, en effet, de convulsions moins apparentes que les autres, mais non moins actives, de contractions spasmodiques qui troublent le mécanisme habituellement si régulier de la respiration. Ce désordre, au lieu de tenir à une lésion des organes thoraciques, est sous la dépendance d'une affection des centres nerveux, du bulbe et de la moelle en particulier. Plus tard, lorsque la broncho-pneumonie typhoïde est déclarée, ce qui manque rarement d'arriver, il est plus difficile de séparer nettement ce qui appartient à l'altération médullaire de ce qui tient à l'affection pulmonaire.

Cette respiration, serrée et pénible, n'est pas d'ailleurs toujours le fait de troubles survenus dans les fonctions des muscles du tronc, parfois l'obstacle semble siéger vers le larynx ; les malades éprouvent une constriction à la gorge, et sont menacés d'étouffement ; ils portent leur tête en arrière pour faire un profond soupir ; souvent ils poussent alors des cris plaintifs, des gémissements mal articulés, ou bien ils sont pris de *hoquet* et de *vomissements*. Tous ces phénomènes sont du même ordre ; mais ici c'est le pneumogastrique et le bulbe qui sont directement en eu.

§ 38. *Tremblements et mouvements choréiformes des extrémités*. — Les convulsions locales des membres sont communes ; en même temps que les contractions plus ou moins rapides des lèvres et des muscles des globes oculaires, ou isolément, on rencontre bien souvent des *mouvements choréiformes des doigts*. Tantôt c'est un véritable *tremblement*, tantôt une sorte de *chorée* existant à droite comme à gauche, qui rendrait certainement impossible au malade la préhension des objets, s'il n'avait d'autres bonnes raisons de ne pas la tenter.

§ 39. *Convulsions générales*. — Les accès de convulsions générales ne sont pas très-communes, cependant on en observe quelquefois. Elles ont plus ou moins de ressemblance avec l'hystérie ou l'épilepsie. Vasse (obs. 24) a eu une violente crise convulsive deux jours avant sa mort. Gérard (obs. 12) a succombé au milieu de convulsions qui,

selon toute probabilité, étaient produites par une hémorrhagie méningée, ou une apoplexie séreuse.

Mouron eut une véritable attaque d'éclampsie (obs. 10).
Il avait de l'albumine dans les urines.

§ 40. — La longue énumération que nous venons de
faire des divers phénomènes de la fièvre cérébro-spinale,
c'est-à-dire de la forme cérébro-spinale de la dothiénentérie,
prouve combien il serait facile de se laisser aller à décrire
beaucoup de variétés de cette importante manifestation
typhoïde, si on ne connaissait pas l'anatomie pathologique
de la maladie mère et son génie ; aussi après avoir déclaré,
qu'au point de vue étroit des symptômes purs, il serait
à la rigueur permis d'admettre : 1° une variété maniaque
(excitation) ; 2° lypémaniaque (mélancolie, dépression) ;
3° soporeuse ; 4° hyperesthésique ; 5° tétanique ; 6° ataxique, etc., nous nous empressons d'ajouter, qu'à un point
de vue plus élevé et plus scientifique, il faut se hâter de
rejeter cette division. Il serait peut-être bon, au contraire, de séparer les manifestations spinales des manifestations cérébrales, parce qu'elles n'existent pas toujours
simultanément. Sans doute, en effet, la méningite cérébrale
peut sévir isolément, mais en est-il *souvent* de même de
la méningite spinale ? J'en doute jusqu'à présent ; d'ailleurs
en serait-il parfois ainsi, ce qui n'a rien d'impossible, ce
qui même est réel, que cette distinction n'aurait qu'une
très-médiocre valeur. Pourquoi, en effet, scinder la pathologie d'organes si étroitement liés dans la question qui
nous occupe ? Le principal inconvénient serait, qu'une fois
engagé dans cette voie, nous ne voyons plus de bornes aux
subdivisions des centres nerveux, comme des autres appareils.

Après avoir ainsi étudié tous les symptômes qui tiennent plus particulièrement à un état de souffrance des appareils encéphaliques et rachidiens, je pourrais parler sur-le-champ d'un autre phénomène qui joue un grand rôle dans la fièvre typhoïde, soit qu'en survenant à propos il exerce une influence heureuse sur la marche de la maladie, soit que, par son absence ou son exiguïté, il laisse subsister, sans aucun dérivatif, un afflux énorme de sang vers le cerveau. Mais il me paraît préférable de renvoyer ce que j'ai à dire sur l'*épistaxis* à l'article consacré au système circulatoire et aux hémorrhagies.

ANATOMIE PATHOLOGIQUE.

Parmi les sujets que nous avons eus directement en vue, dans la description symptomatique précédente, qui n'est que le résumé, l'expression exacte de leurs observations, un certain nombre ont succombé, dont nous avons pu examiner, après la mort, tous les viscères avec le plus grand soin. Leurs autopsies sont la base de notre anatomie pathologique; nous commencerons donc par reproduire intégralement leur histoire.

Dans nos examens minutieux, l'axe cérébro-spinal devait tout d'abord attirer notre attention; aussi n'avons-nous rien négligé pour arriver au degré d'exactitude nécessaire dans l'appréciation de ses états anatomiques. Pour donner à nos résultats une authenticité incontestable, nous avons souvent eu recours aux lumières de notre excellent maître, M. Cazalis, qui fait autorité en pareille matière. Nous avons ainsi fixé la nature et la valeur positive de la lésion que nous avions sous les yeux.

OBSERVATION XXII.

Méningite céphalo-rachidienne [typhoïde; céphalalgie intolérable, pouls lent; constipation, contracture et hyperesthésie des muscles de la partie postérieure du tronc opisthotonos. Cris, délire, coma; râles sibilants et muqueux à la base, cavernes au sommet des poumons ; pas de taches, météorisme; sangsues, calomel. Mort. Durée, 16 jours. Congestion des membranes du cerveau et de la moelle, arachnoïde épaissie et rouge, lactescente, sérosité, substance grise rosée et molle, pas de granulations ; cavernes et tubercules dans les poumons, ulcérations des plaques de Peyer.

Bris, 21 ans, entre, le 23 février 1863, à la Maison de santé, 3e étage, chambre 9, lit 2 ; service de M. Cazalis. Quoique assez fort en apparence et bien développé, il ne jouit pas d'une bonne santé depuis longtemps, et il a déjà abusé des plaisirs et des excès de diverses sortes. Il est né de parents phthisiques, il a l'habitude de saigner fréquemment du nez, cependant il y a trois mois que ses épistaxis se sont supprimées. Depuis cinq jours il souffre horriblement d'une céphalalgie violente et continue qui l'empêche de fermer l'œil pendant toute la nuit; le moindre mouvement exaspère sa douleur qui occupe le front, le sommet de la tête et là nuque ; aussi, reste-t-il dans l'immobilité la plus complète, triste, taciturne, évitant de parler et ne répondant que par monosyllabes aux questions qu'on lui fait. Il est rouge, sa peau n'est pas chaude ; son pouls ne bat que 50 fois par minute, mais il est roide et dur; langue blanchâtre ; pas de vomissements ; constipation ; pas de douleur de ventre ; toux; submatité au sommet du poumon droit, râles muqueux et craquements humides aux mêmes points, expiration prolongée à gauche ; râles sibilants et sous-crépitants à la base et à la partie moyenne des deux côtés. — Tilleul, deux bouillons, deux tapiocas; 20 sangsues à l'anus.

25 février, ni taches rosées lenticulaires, ni douleur abdominale, ni météorisme, ni diarrhée. Le symptôme prédominant est toujours une céphalalgie térébrante : lenteur et dureté du pouls. Le diagnostic est méningite; 15 sangsues derrière les oreilles; calomel 0,10 ; julep béchique, 2 bouillons.

Le 26, idem ; céphalalgie, insomnie, pouls très-lent; limonade, julep béchique, calomel 0,10 ; lavement purgatif conditionnel ; 10 sangsues derrière les oreilles, que l'on appliquera comme la veille les unes après les autres, de façon à avoir un écoulement de sang continu pendant un temps assez long.

Le 27. Le malade n'a été à la selle qu'après l'administration du lavement. Il semble un peu mieux aujourd'hui, il parle un peu plus, il a l'air moins triste ; sa tête est moins lourde, moins douloureuse, moins serrée ; pouls assez mou, à 65 ; limonade, julep béchique, 3 bouillons, 2 tapiocas, un bain.

Au soir. Le soulagement a augmenté après le bain.

Le 28. Il a un peu dormi cette nuit, et légèrement transpiré ; le mal de tête est moindre, constipation. Donc amélioration.

Limonade, julep béchique, bouillon, tapioca, lavement, purgatif.

1 mars. Le malade a été peu à la selle à la suite du lavement ; comme hier il paraît moins étranger au monde extérieur que les jours précédents, quoique toujours très-bref dans ses réponses ; son intelligence est conservée ; même état des poumons ; peau sèche, pouls faible, à 55.

Tilleul, calomel 0,40 ; bouillon, potage.

A la visite du soir. Le calomel n'a produit aucun effet, une partie a été rejetée, coma, pouls lent ; sinapismes et lavement purgatif.

Le 2. Immobilité et coma toute la nuit. Incontinence d'urine, constipation, pas de douleur ni de ballonnement du ventre, pas de taches rosées lenticulaires ; pas de contracture des membres, mais roideur et hyperesthésie très-marquées des muscles postérieurs du cou et du tronc, on ne peut parvenir à l'asseoir convenablement, pour l'ausculter ; on parvient seulement à le soulever de son lit ; si on applique alors l'oreille sur la poitrine, ce qui paraît être très-douloureux, comme le moindre attouchement, il retient son souffle et on n'entend même pas le murmure respiratoire, tant la respiration est peu profonde, car les muscles respirateurs fonctionnent mal.

La percussion n'indique aucun épanchement.

Le pouls s'est élevé à 70, il est mou.

Limonade vineuse, julep extrait de valériane.

Bouillon, lavement purgatif, sinapismes.

3 mars. Ce matin le malade paraît beaucoup mieux. La peau est moite, un peu chaude ; le pouls plus vif, à 75 ; le ventre n'est pas douloureux, mais est ballonné ; il n'y a ni taches, ni diarrhée, ni gargouillement ; la langue est rouge sur les bords et à la pointe. L'intelligence est revenue.

8

On ne peut se dissimuler toute la difficulté du diagnostic. Cependant le météorisme et quelques autres raisons déterminent M. Cazalis à admettre une fièvre typhoïde. — Lim. vin., julep, extr. valér., 3 bouill.

Le 4. Il est plus mal qu'hier. L'intelligence est encore à peu près conservée, mais il ne fait guère attention à ce qu'on lui dit ; la céphalalgie persiste ; la toux est plus fréquente et la respiration plus rapide ; crachats purulents. — Violette, potion avec polygala (infusion), kermès et extrait de quinquina.

Au soir, le coma a reparu. — Sinapismes.

Le 5. Coma troublé par des cris ; mots inarticulés, plaintes incessantes, surtout quand on le remue et qu'on veut le mettre sur son séant pour l'ausculter, ce qui est impossible, car les muscles du tronc sont très-douloureux à la pression (hyperesthésie) et véritablement saisis d'une roideur tétanique (espèce d'opisthotonos) ; il respire à peine ; toux fréquente ; ballonnement du ventre ; peau chaude, pouls à 90. Le malade urine par regorgement ; pas de contractures des membres.— Violette, potion avec kermès et extr. de quinquina ; calomel 0,10, scammonée, 0,20 ; bouillons.

Le 6. Le mal a encore empiré et la mort est prochaine. Coma ; insensibilité ; encore quelques gémissements et quelques cris ; strabisme en haut ; teinte cyanique commençante.

Il succombe à trois heures du soir.

L'autopsie est faite, le 8 mars à huit heures du matin, quarante heures après la mort, en présence de M. Cazalis.

Encéphale. — Tout le système veineux périphérique de l'encéphale, les sinus de la dure-mère et les veinules de la pie-mère sont distendus par un sang noir ; l'arachnoïde est rosée dans une partie de son étendue et légèrement épaissie. Sur la face supérieure des deux lobes, dans un espace de 20 centimètres carrés, au niveau de la scissure de Sylvius, de chaque côté, sur la face inférieure des pédoncules cérébraux, de la protubérance et du cervelet, la séreuse ressemble à une toile opaque et blanche doublée d'épaisseur ; on y remarque des stries longitudinales et droites qui lui donnent un aspect fibrillaire. Les membranes sont un peu adhérentes à la surface du cerveau ou du moins elles sont plus difficiles à détacher que d'habitude ; cependant, en les décollant avec soin, on n'arrache pas avec elles de parcelles nerveuses, mais la substance grise est rosée, pointillée et mole. Cette mollesse est plus manifeste à la base du cerveau, à la face inférieure du lobe moyen et dans l'épaisseur du corps strié et de la couche optique. Mais ce défaut de consistance, en ce qui concerne du moins ces deux dernières parties, est bien plus remarquable dans le lobe droit que dans le lobe gauche. Il existe une injection très-serrée du système capillaire central, par conséquent de la substance blanche. Les ventricules sont distendus par de la sérosité, mais leurs dimensions ne sont pas accrues. Il n'y a pas de trace de granulations tuberculeuses.

En pénétrant dans le canal rachidien et en passant du bulbe sur a moelle l'arachnoïde conserve son aspect blanchâtre et son opacité. Bientôt succèdent sur toutes les faces, et jusque sur l'origine des nerfs, des plaques rouges épaissies, manifestement inflammatoires ; au-dessous la pie-mère est violemment congestionnée pendant que les vaisseaux veineux périphériques sont remplis de sang. Le tissu médullaire lui-même m'a paru sain ; il n'y avait que de la congestion à la surface.

Poumons. — Le poumon droit est fortement adhérent dans presque toute sa superficie, à la paroi thoracique. On ne peut l'amener au dehors sans arracher en même temps l'aponévrose qui revêt en dedans les côtes et les muscles intercostaux ; le gauche est au contraire libre et mobile. Tous deux sont farcis de tubercules dans leurs lobes supérieurs, et en outre le droit présente quatre cavernes du volume d'une noisette à celui d'une noix. Les lobes inférieurs et le lobe moyen du poumon droit offrent une teinte brune-noirâtre ; ils crépitent encore sous le doigt, mais ils sont légèrement friables, beaucoup moins, il est vrai, que le tissu hépatisé ; à la coupe, il s'échappe un liquide séro-sanguinolent très-abondant ; ils coulent lentement au fond de l'eau.

Intestins. — L'intestin grêle renferme les lésions habituelles de la fièvre typhoïde, c'est-à-dire un certain nombre de plaques de Peyer turgescentes et d'ulcérations de forme et de grandeur variables. A la fin de l'iléon, sur le bord même de la valvule de Bauhin, se rencontrent deux ulcérations de la dimension d'une pièce de 50 centimes. A un pouce de la valvule, une autre large comme une pièce de 5 francs irrégulière, ayant détruit toute l'épaisseur de la muqueuse. 10 centimètres plus loin, énorme plaque de Peyer, gonflée et boursouflée, présentant en certains endroits un pointillé très-marqué correspondant à l'orifice des glandes et une ulcération de 6 centimètres sur 2 et demi, anfractueuse, avec des saillies et des dépressions formée, évidemment par la réunion de plusieurs petites ulcérations qui, après avoir progressé séparément, ont fini par se rencontrer. A 50 centimètres, deux follicules saillants commençant à s'ulcérer ; puis à 70, à 75 centimètres, à 1 mètre, nouvelles plaques tuméfiées avec des ulcérations dont la profondeur diminue ; à 1 mètre 20, 1 mètre 40, 1 mètre 80, plaques saillantes non ulcérées. Ainsi les lésions se sont espacées sur une étendue de 2 mètres environ, diminuant d'importance et de gravité de la valvule iléo-cœcale au jéjunum qui n'a pas été atteint. A partir de la dernière plaque signalée, nous ne trouvons plus rien à la surface de la muqueuse de l'intestin grêle ni de l'estomac, pas plus que sur celle du gros intestin.

Les ganglions mésentériques sont augmentés de volume, mais ni ramollis ni tuberculeux ; la rate, peut-être un peu plus grosse que normalement, a conservé sa consistance.

Le foie paraît sain ; il en est de même du péritoine et des autres organes.

OBSERVATION XXIII.

Périméningo-encéphalite aiguë, typhoïde. Embarras gastrique, constipation, pas de taches, pas d'épistaxis ; délire, cris, terreurs, hallucinations. Trismus, contractures, mouvements des lèvres et des doigts, coma, broncho-pneumonie double ; sangsues, vésicatoires, musc. Mort. Durée, 7 jours. Congestion énorme des membranes ; périméningo-encéphalite aiguë ; plaques rouges et laiteuses ; substance grise, rosée et ramollie ; sang dans les plèvres ; hémo-pneumonie ; hémorrhagie intestinale ; muqueuse rouge et ecchymosée ; plaques de Peyer, foie gras, sang détruit ; reins congestionnés.

Marchal, 27 ans, garçon limonadier, entré le 1er août à la Maison municipale de santé, 3e étage, chambre n° 14, lit 3.

Il est malade depuis trois jours : rêvasseries, regard fixe, hébétude de la face, diarrhée assez forte, pas d'épistaxis ; ne se plaint pas de la tête. — Limonade, bouillon ; lavement.

Le 2. Cette nuit, il a eu du délire ; il s'est levé, s'est assis et a demandé ses effets pour s'en aller. Cependant, au moment de la visite, il a l'air plus calme ; peau chaude ; pouls moyen, à 80 ; ballonnement du ventre ; langue sale, jaunâtre. — Ipéca. 1 gr. 50, limonade, bouillon.

Le 3. Il n'a vomi qu'une fois; il a été en diarrhée ; pas d'épistaxis ; hier et cette nuit, il répondait par moments à ce qu'on lui demandait; puis causait seul, tantôt fort tantôt faiblement ; parlait de de ses occupations habituelles, servait du cognac, froissait le linge, déchirait; tremblement des mains; mouvements des lèvres, mais non tremblement véritable ; pas de selles depuis hier ; ventre ballonné ; un peu de sueur; peau chaude ; pouls faible, à 90. —Violette, potion avec camphre et esprit de Mindererus, musc 0,50 en pilules; un vésicatoire à chaque mollet, 5 sangsues derrière les oreilles; bouillon.

Vers six heures du soir, il s'est levé précipitamment et est allé uriner dans le corridor. Plus calme le jour, il commence à s'agiter à la fin de la journée. Contractures dans le coude gauche. On trouve des râles muqueux dans les deux poumons, mais la respiration n'est pas trèsgênée ; pas de taches sur le ventre.

Le 4. Hier il a reconnu son frère, mais un instant après, il déraisonnait. La nuit il a voulu se lever, on a eu de la peine à le retenir dans son lit. Il cherche des yeux des objets imaginaires qu'il essaye de saisir avec les mains. — Même traitem. ; lavem. de camomille, vésicatoire à une cuisse.

Au soir. Il a été trois fois à la selle, après son lavement.

A partir de huit heures du soir, cris violents : Au secours ! à l'assassin ! air effrayé, tremblant; ruisselant de sueur ; aspect d'un enragé. Il cherche à se lever, fait des efforts inouïs pour échapper aux mains qui le tiennent. On est obligé de l'attacher ; trismus ; mâchoires serrées l'une contre l'autre et impossibles à séparer ; n'a plus de contractures dans les coudes ; coma à dix heures, troublé une seule fois à dix heures et demie par de nouvelles vociférations. Mort à une heure du matin.

Autopsie faite le 6, à cinq heures du matin.

Il s'écoule, et s'est écoulé, depuis la mort, du sang par le nez; il en sort également par une déchirure de la dure-mère à l'ouverture de la boîte crânienne ; les sinus sont distendus par du sang noir ainsi que les veines de la pie-mère, qui se dessinent en sinuosités au-dessous de l'arachnoïde dans l'intervalle des circonvolutions. La dure-mère enlevée, on aperçoit une teinte rouge presque générale répandue sur les membranes sous-jacentes, tant sont serrées les arborisations vasculaires de la pie-mère et les nombreuses plaques rouges de l'a-

rachnoïde ; on les rencontre des deux côtés sur la pyramide trian-
gulaire qui constitue le lobe postérieur; sur la face supérieure ou
latérale et sur la face interne elles sont continues. La rougeur,
l'épaississement, l'opacité, y sont uniformes. On ne trouve que
quelques petits îlots de membranes ayant conservé la coloration
à peu près normale. La face inférieure, au contraire, celle qui
recouvre la face supérieure du cervelet, comme cette dernière,
d'ailleurs, n'en contient pas. On y voit seulement quelques veines
dilatées qui courent entre les circonvolutions et quelques arborisations peu rapprochées. Des plaques rouges, rutilantes, épaisses, se
rencontrent encore en grand nombre sur les faces latérales des hémisphères, vers le milieu surtout, mais aussi vers la partie antérieure ; deux remarquables sont de chaque côté de la faulx, à 6 centimètres du bord supérieur et à la réunion du tiers antérieur avec les
2 tiers postérieurs. Partout, sur toutes les faces, à des degrés différents, existent un piqueté abondant et des stries vasculaires très-
serrées, mais pourtant bien plus marquées sur la convexité des hémisphères que sur les faces inférieures et internes. Toutes ces
rougeurs résistent au lavage et ne se voient que mieux quand un
courant d'eau y a passé.

Je ne découvre qu'une seule opacité laiteuse avec épaississement
de la séreuse, de la largeur de 1 centimètre carré, située entre la
première et la seconde circonvolution de la face supérieure du lobe
antérieur droit.

Toutes ces lésions des membranes sont plus nombreuses et plus
étendues à droite qu'à gauche.

En détachant celles-ci avec le plus grand soin, on parvient à laisser
le cerveau intact postérieurement, tandis qu'antérieurement on en-
lève forcément, en même temps, de la substance grise. Pourtant l'inflammation des tuniques paraît plus vive en arrière qu'en avant,
mais pour la substance grise périphérique, c'est le contraire : il n'y
a qu'une diminution de consistance, d'une part et, de l'autre, un ramollissement à la seconde période. C'est de l'encéphalite à des degrés
divers ; en quelques points, dès qu'on y touche, elle tombe en véritable bouillie. .

La coloration rouge et rosée n'est nullement modifiée par l'eau.
Les ravages sont aussi plus grands à droite qu'à gauche. La substance blanche, à peine congestionnée, est saine ; les vaisseaux de la

couche optique et du corps strié sont un peu dilatés seulement. Ainsi donc la lésion du cerveau est surtout périphérique et ressemble beaucoup à celle que l'on trouve chez les paralytiques généraux, abstraction faite de la couleur qui est plus vive ici, ce qui tient à une acuité plus grande et à une marche essentiellement différente.

Le cervelet est parcouru tout autour par des veinules et des artérioles dilatées; il ne présente qu'un petit espace rouge avec épaississement de l'arachnoïde sur sa circonférence, aux deux extrémités du diamètre latéral. La protubérance et le bulbe ne sont pas malades.

Organes respiratoires. — Dans chaque plèvre existe une quantité notable de sang noir. Adhérences pleurétiques à droite. Les lobes inférieurs des deux poumons et le moyen du droit dans toute leur épaisseur présentent une teinte noire, un poids considérable et une friabilité beaucoup moindre sans doute que dans la pneumonie au deuxième ou au troisième degré, car il faut presser assez fort pour pénétrer le tissu. Un sang noir s'écoule en grande quantité de la coupe. Un morceau détaché du poumon droit plonge au fond de l'eau, mais il n'en est pas de même du gauche, sa densité est égale à celle de ce liquide.

Viscères abdominaux. — Intestins. Sur la face péritonéale de l'intestin grêle, on aperçoit çà et là dans la dernière portion de l'iléon des surfaces rouges, allongées, ovales, qui dessinent extérieurement la forme des plaques de Peyer. A part cela, le péritoine est sain. A l'ouverture de la cavité digestive, teinte rouge-brun des deux premiers décimètres de la muqueuse du gros intestin. Un verre de sang environ dans les 30 derniers centimètres de l'intestin grêle; au-dessous, après qu'un courant d'eau l'a bien nettoyée, la tunique interne est épaissie, congestionnée, rouge-ecchymotique en certains points, en d'autres, rouge-vif; sa consistance est diminuée. Là est née incontestablement la petite hémorrhagie — par exhalation. Il n'y a pas de vaisseaux ouverts, les ulcérations commençant à peine. Trois ou quatre naissent sur la valvule, de la largeur d'une pièce de 2 francs, elles attaquent le quart de l'épaisseur de la muqueuse environ; il ne me paraît pas y avoir en ces points de glandes de Peyer. A 5 centimètres de la valvule, première plaque de Peyer hypertrophiée. Il n'y a pas encore d'ulcérations proprement dites, l'épithélium seul semble enlevé par place. Immédiatement auprès, une autre plaque ovale à bords épais de 3 millimètres, 7 centimètres de long sur 3 de large ; à 20 centimètres, une autre de même dimension, mais rouge ; à sa surface, petits points granulés, comme des grains de mil. Trois autres, rouges, semblables à cette dernière, mais plus petites, à 25, 30 et 40 centimètres. Il y en a encore neuf autres dans les 3 derniers mètres de l'iléon rosées ou complétement blanches ; elles sont seulement boursouflées. Plus loin, on reconnaît encore des glandes de Peyer, mais elles ne dépassent pas le niveau de la muqueuse et elles peuvent être considérées comme saines.

L'estomac présente à sa face interne des espaces limités rouges et autour un piqueté très-abondant ; pas d'ulcérations.

Je trouve seulement quatre ou cinq ganglions mésentériques engorgés, deux sont du volume d'une noisette et ramollis, une matière rosée diffluente s'en écoule à la coupe.

La rate assez ferme a 18 centimètres de long sur 12 de largeur (diam. antéro-postér.).

Le foie a une teinte blafarde à sa surface, son volume est à peu près normal ; 28 centimètres sur 21 ; il est mollasse et pourtant résistant ; il conserve facilement l'empreinte des doigts ; si on le tiraille pour le déchirer, il s'allonge, puis revient lentement, il est plus élastique ; en quelque point qu'on fasse une coupe, c'est le même aspect, il est exsangue, il a une coloration grise qui serait uniforme si quelques lignes grises aussi mais plus foncées ne le parcouraient pas, ce sont des portions de substances moins malades ; il est pris dans toute sa masse. L'examen microscopique fait reconnaître sans peine une dégénérescence graisseuse ; les granulations adipeuses sont accumulées dans les cellules ; de ces dernières, les unes sont encore entières, les autres ont éclaté, elles sont détruites ; nous avons dit que le foie était anémique, il est en effet tout à fait vide de sang comme les vaisseaux qui s'y rendent et qui en partent, artère hépatique, veine porte et ses affluents, veines sus-hépatiques, etc.

Cette remarque, du reste, doit être plus générale ; nous avons vu le sang accumulé vers l'encéphale et la poitrine, extravasé dans les plèvres, nous allons trouver les reins congestionnés. Tout le reste du système vasculaire est presque vide ; le cœur est flasque et mou ; somme toute, il y a moins de sang chez ce sujet que dans un cadavre ordinaire.

Les reins sont augmentés de volume ; 15 centimètres sur 8 pour l'un ; 15 sur 9 pour l'autre. A l'intérieur, le tissu est rouge et le sang en suinte abondamment quand on le presse.

L'importance de cette observation n'échappera pas. Cette destruction du sang surtout, que nous retrouverons plus tranchée ailleurs sera remarquée.

OBSERVATION XXIV.

Apoplexie méningée et méningo-encéphalite superficielle typhoïde. Délire, agitation, cris, plaintes, perte de connaissance, roideur des membres, strabisme, convulsions ; hoquet, vomissements, à peine de la diarrhée ; taches ; pouls petit et lent d'abord, fort et rapide ensuite ; pas d'épistaxis ; coloration ictérique de la face et des yeux ; parotide. Durée : 16 jours. Mort. Congestion des membranes cérébrales ; apoplexie méningée ; un peu de ramollissement rouge superficiel ; poumons sains ; lésion du cœur ; foie gras ; follicules hypertrophiés ; une plaque boursouflée.

Vasse (Paul), 20 ans, garçon épicier, entré le premier août à la Maison municipale de santé, au troisième étage, chambre 25, lit 1.

Il est malade depuis 6 jours : céphalalgie et un peu de diarrhée, langue sale, pouls à 80 ; eau de veau, sulfate de soude, deux bouillons.

2 août. Délire violent et agitation extrême pendant la nuit ; il a voulu s'en aller et se jeter par la fenêtre. La peau est sans chaleur exagérée, le pouls est petit à 80 ; le ventre un peu ballonné, rien dans la poitrine ; limonade, bouillon.

Le 3. Délire bruyant la nuit, tranquille le jour ; limonade ; potion avec eau de tilleul, teinture de castaréum, 15 gouttes, sirop de quinquina ; 50 grammes: un bain ; 2 lavements.

Le 4. Il sommeille ce matin après avoir rêvassé la nuit ; il répond tant bien que mal aux questions qu'on lui fait ; le regard n'est pas mauvais, il a à peine de l'hébétude ; langue humide avec enduit jaunâtre visqueux, un peu de diarrhée ; gargouillement dans la fosse iliaque droite ; à peine du météorisme, deux taches rosées lenticulaires apparaissent sur le ventre ; peau sans moiteur ni chaleur ; pouls lent et mou à 10 ; lavement purgatif.

Le 5. Il a vomi ses potages ; diarrhée abondante, gargouillement, les taches à peine nées semblent s'effacer ; pouls mou à 72. L'agitation et le délire ont été violents cette nuit ; musc 0,60, en 6 pilules à prendre de 2 heures en 2 heures ; potion avec esprit de madererus, 2 grammes ; lavement camphré ; frictions avec vinaigre aromatique ; eau de seltz et sirop d'écorces d'orange ; bouillon, vin.

A la visite du soir, il ne peut avaler son bouillon et le rend immédiatement ; l'arrière-gorge est rouge et enflammée. Il a sommeillé un peu dans la journée ; regard fixe, hébétude, cependant il répond assez bien, dit qu'il ne souffre pas de la tête, mais seulement du ventre, les taches sont plus apparentes au niveau de l'épigastre ; 3 selles diarrhéiques aujourd'hui ; pouls à 70, rien dans la poitrine.

Le 6. Vomissements, ventre douloureux à la pression vers la région hépatique ; le foie est un peu augmenté de volume ; la vésicule gonflée est facile à délimiter par la palpation ; supprimez tous les médicaments ; marquez seulement tisane sucrée, eau de seltz, cataplasmes.

Le 7. Envies fréquentes d'aller à la garde-robe sans résultat ; une seule selle ; langue humide, pointue, rouge, avec enduit sur le milieu ; le pouls est petit, 80 ; l'adynamie l'emporte en ce moment sur l'ataxie, cependant il existe quelques mouvements nerveux, et le délire ou le subdélirium se montre toujours la nuit ; bain.

Le 8. Agitation, vomissements, hoquet, douleurs vives dans le ventre ; un peu de diarrhée, pouls à 80, un peu raide (poussée inflammatoire vers le péritoine), coloration jaune des sclérotiques ; teinte blafarde de la face. Limonade, eau de seltz, cataplasmes.

Le 9. Délire et agitation extrême la nuit, moins de vomissements et de hoquet, air hébété ; pouls raide et plein ; 10 sangsues aux apophyses mastoïdes ; calomel, 0,10 à doses fractionnées.

A 5 heures du soir, sommeil agité troublé par des cris plaintifs ; le ventre est très-douloureux à la pression ; la respiration est serrée à 30, cependant il n'y a aucun bruit anomal dans les poumons. Le malade ne répond pas à ce qu'on lui demande, il va sous lui en diarrhée sans s'en apercevoir. A 10 heures il semble dormir, mais par moment, il rejette avec violence ses couvertures comme pour respirer plus librement ; il fait une chaleur intolérable, il y a eu aujourd'hui 35 degrés ; plaintes et gémissements inarticulés, roideur dans les membres ; intelligence obtuse ou absente ; pouls dur et plein à 100.

Le 10. Gémissements continuels la nuit, se plaint de la tête, dit qu'il ne va pas bien, langue rouge à la pointe ; 3 ou 4 selles dans les 24 heures ; teinte jaune du visage. Le pouls est plein et assez

fort ; une saignée de 200 grammes, potion avec 15 centigrammes
d'opium.

Au soir, le malade est calme, il sommeille; si on le réveille, il répond assez raisonnablement; le pouls n'a pas faibli par la saignée ;
la respiration est facile et profonde ; le ventre est ballonné, les taches
disparaissent ; parotide à droite ; la potion d'opium sera donnée par
cuillerée toutes les 2 heures et non toutes les heures, et suspendue
définitivement si le malade continue à dormir.

Le 11. La parotide s'accroît rapidement, présage d'une fin prochaine. Limonade citrique, bouillon.

Vers midi, convulsions générales pendant un quart d'heure ; à la
visite de 5 heures le pouls est encore fort à 100 ; mais tout le tégument
externe a une teinte asphyxique ; la respiration est gênée (36 respirations); les yeux sont tournés en haut (strabisme), des fuliginosités
recouvrent les lèvres et les dents, etc.

Mort à 9 heures du soir.

Autopsie à 5 heures du soir, le lendemain ; la chaleur est excessive, la décomposition commence du côté du ventre, l'odeur est infecte.

Le cadavre n'est pas amaigri ; embonpoint ordinaire ; taille
1 mètre 70.

Encéphale ; à l'ouverture du crâne, un peu de sang noir s'en é-
chappe ; les sinus de la dure-mère et les veines de la pie-mère sont
distendus surtout du côté droit ; la différence est grande avec le
côté gauche ; à gauche, arborisations et injection très-marquées des
vaisseaux des membranes ; pas de surfaces rouges opaques sur l'a-
rachnoïde, si ce n'est pourtant vers le sommet du lobe postérieur où
l'on en trouve quelques-unes très-petites et rutilantes ; à droite, à la
réunion du quart postérieur, avec les trois quarts antérieurs de la
face convexe, à quelques millimètres du bord interne et supérieur
dans le point où il se rencontre le plus de grosses veines sinueuses
dans les sillons, plaque d'un rouge-brun, rouge-ecchymotique, plus
foncée au milieu qu'à la périphérie où la teinte devient plus claire
en même temps que l'épaisseur diminue; elle a 5 centimètres de
rayon.

Là la séreuse paraît fort épaissie, mais de sa face interne, c'est-à-
dire de celle qui recouvre la pie-mère, il est facile de détacher un

véritable caillot aplati, étendu comme un voile de près de un demi-millimètre d'épaisseur ;—apoplexie méningée ;—tout autour et au-dessous une faible quantité de sang liquide épanchée. En d'autres points, l'arachnoïde est encore par place, rouge, opaque et épaissie, mais il est impossible d'en rien détacher ; la coloration y est du reste tout à fait inflammatoire ; on voit la même teinte sur la face interne. Partout ailleurs, simple injection vasculaire, sauf sur la face inférieure qui n'est qu'humide de sérosité ; il y a en effet un peu de liquide sous-arachnoïdien, comme il y avait un peu de liquide intra-arachnoïdien.

Les membranes s'enlèvent presque comme à l'état normal sur le lobe gauche et sans léser la substance grise des circonvolutions qui est rosée seulement à la partie postérieure ; sur l'hémisphère droit au contraire au niveau des plaques rouges inflammatoires, non-seulement coloration rouge et congestion du tissu nerveux, mais véritable ramollissement rouge superficiel. En détachant l'arachnoïde, une partie de la substance grise d'espace en espace lui reste adhérente, comme dans la paralysie générale. Sablé extrêmement confluent de la substance blanche diminuant à mesure que l'on approche des lobes antérieurs ; dans la substance grise de la quatrième circonvolution de la face externe du lobe postérieur gauche, on trouve trois petits caillots gros comme une tête d'épingle chacun ; rien dans les corps striés et les couches optiques. Les ventricules ne sont pas dilatés mais injectés, ils contiennent 15 à 20 grammes de liquide, de sorte que ce liquide ajouté à celui de la grande cavité arachnoïdienne et à celui du tissu cellulaire de la pie-mère, forme une quantité un peu plus considérable qu'elle ne l'est d'habitude.

Le cervelet est sain.

Le bulbe et la protubérance sont fermes, mais ils contiennent un pointillé abondant, et de petits caillots arrondis qui semblent s'être formés dans les capillaires mêmes dilatés.

Thorax. — Rien dans les plèvres, pas d'adhérences ; les poumons sont sains, crépitants et flottent sur l'eau ; la partie la plus déclive du lobe inférieur seulement est légèrement congestionnée ; teinte rosée et même brune en certains points, d'où s'écoule un peu de sang.

Le cœur a conservé sa consistance ; le ventricule gauche est rutilant à sa face interne, et les valvules auriculo-ventriculaires et aortiques au lieu d'être d'une part rosées d'autre part jaunes sont brunes, épaisses, et semblent recouvertes d'un produit plastique; est-ce de l'endocardite? pas plus qne la coloration du ventricule, elles ne changent d'aspect par le lavage.

Abdomen, foie, 27 centimètres sur 22, d'une couleur jaune-gras à la surface, comme le foie gras des phthisiques; mais la superficie est beaucoup plus unie et moins granitée. A la coupe, teinte grise pâle, presque générale, sauf quelques marbrures qui sont gris-rosé; il est anémique et les vaisseaux qui l'entourent ne contiennent pas de sang; il semble plus mou que normalement, car il se laisse facilement déprimer, mais il résiste et ne se déchire pas, on peut l'allonger, il revient ensuite par son élasticité. Au microscope, on découvre une multitude de vésicules adipeuses dans les cellules, dont quelques-unes sont encore entières et d'autres détruites.

La rate est ferme, 17 centimètres sur 10.

Les reins sont volumineux, rouges, bruns, pleins de sang.

L'estomac est sain, il renferme de la bile et de la matière noire.

Les intestins sont ballonnés, et les ganglions mésentériques sont à peine hypertrophiés, gros comme des lentilles et fermes.

Dans les 50 derniers centimètres de la muqueuse de l'iléon, follicules isolés, saillants, nombreux comme les pustules dans une variole discrète; sur le sommet de quelques-uns, petit point aplati, sorte d'ombilication, probablement le début d'une ulcération non encore formée. Au delà, la tunique interne n'est pas malade; une seule plaque de Peyer hypertrophiée, légèrement boursouflée, et non ulcérée à 40 centimètres de la valvule iléo-cœcale; la muqueuse est rouge, épaissie en deux espaces très-limités.

Le gros intestin est dans son état normal.

Le péritoine ne présente rien à remarquer.

OBSERVATION XXV.

Méningite cérébro-spinale typhoïde. Mouvements choréiques des lèvres et des doigts ; convulsions de la face ; contracture douloureuse et hypéresthésie des muscles des gouttières vertébrales ; hypéresthésie cutanée ; cris, gémissements, délire, coma ; taches ; broncho-pneumonie double. Mort. Durée : 22 jours. Plaques de Peyer ulcérées ; hémo-pneumonie ; méningite spinale, méningo-encéphalite ; congestion periphérique.

Kienzlé (Carl), 19 ans, employé de commerce, entre le 19 avril 1863 à la Maison municipale de santé, chambre 30, lit 2.

Il est malade depuis quatre ou cinq jours. Céphalalgie, étourdissements, stupeur ; langue blanchâtre sur le limbe, bouche amère ; pas de diarrhée, ventre ballonné et douloureux à la pression ; quelques râles sibilants dans les deux poumons. Peau chaude, pouls large et plein à 110.

Le 20 avril. Il n'a pas eu d'épistaxis jusqu'à présent ; il a rêvassé et peu dormi pendant la nuit. Langue blanche, chargée ; tremblement des lèvres en parlant. — Potion avec ipéca, 1,50, tartre stibié, 0,05 ; limonade, bouillon.

Le 21. La stupeur et le tremblement des lèvres ont augmenté ; rougeur de la face ; pouls plein et large. Le délire continue. — Une saignée de trois palettes.

Le 22. Délire la nuit ; mouvements choréiformes des doigts et des lèvres ; peu de râles sibilants dans les poumons, pas de diarrhée. Taches rosées sur le ventre ; pas d'épistaxis ; le pouls est fort. — Une saignée.

A la visite du soir. Mieux notable ; cependant le pouls est encore dur. — 5 ventouses scarifiées derrière le cou.

Le 23. La nuit a été plus tranquille ; il est survenu un peu de moiteur ; le pouls est souple. Amélioration sensible.—Tisane, bouillon.

Le 24. Nuit calme, sommeil, transpiration ; le malade répond bien aux questions qu'on lui adresse ; un peu de tremblement des lèvres seulement ; pouls à 110 mou. — 2 selles.

Le 25. Hier soir la respiration était anxieuse et plus rapide (25 par minute) ; râles muqueux à la base des deux poumons, principalement du droit. Le pouls est faible, la figure pâle. — Potages.

Le 26. Délire la nuit ; ne comprend pas ce qu'on lui dit ; air hébété et stupide ; tremblement des lèvres ; raideur et douleurs   la pression dans les muscles postérieurs du cou et du dos; difficulté pour le mettre sur son séant; râle muqueux nombreux. — Vésicatoire au devant de la poitrine, potion avec valériane, musc, calomel.

Les 27 et 28. Expiration rude en arrière dans la poitrine; un peu d'amélioration dans les symptômes cérébraux. — Continuez.

Le 29. Depuis deux jours trois selles en vingt-quatre heures; le mieux persiste, mais il y a de l'asssoupissement, et un assoupissement profond. — Supprimez le calomel.

Le 30. Hébétude des traits, somnolence, presque coma. Le malade ne répond pas; il ouvre cependant les yeux, mais il ne comprend pas les gestes et il n'entend pas les paroles; ne peut montrer sa langue. Un peu de diarrhée, léger météorisme; respiration bruyante et difficile, accélérée (30 à 35 par minute). On ne peut le mettre sur son séant à cause de la contracture douloureuse des muscles postérieurs du tronc. Râles muqueux, expiration rude. On l'ausculte en le mettant sur le côté ou sur le ventre. Mouvements choréiformes des doigts et des lèvres; pouls à 110 mou, mais assez ample. — Bouillon. Bain, malgré l'état des poumons.

Au soir. L'état s'est encore aggravé. — Vésicatoires aux cuisses.

Le 1er mai. Perte de connaissance, coma, insensibilité, ataxie, sueurs abondantes, fuliginosités des lèvres et des dents; pouls à 110. — Décoction de quinquina en tisane, calomel.

Au soir. Sommeil profond, coma. — Vésicatoire derrière la tête.

Le 2. Ce matin il est éveillé, montre sa langue; même état pour le reste. Amélioration évidente. — Calomel.

Au soir. Il a été mieux dans la journée; mais ce soir, coma. Une fois à la garde-robe.

Le 3. Éveillé; tire la langue quand on lui dit, mais il faut parler fort, car il est sourd; respiration anxieuse et saccadée; mouvements choréiques. Plusieurs selles hier, dans la journée.

Le 4. *Idem*. Air hébété, somnolence; pourtant le mieux continue. Le malade comprend.

Le 5. Regard fixe, dilatation des pupilles; respiration bruyante et difficile, inégale; hyperesthésie et raideur insurmontable dans les muscles des gouttières vertébrales (opisthotonos), mouvements choréiques dans les lèvres et dans les mains; pneumonie à droite, râles sous-crépitants et souffle. L'intelligence est conservée. — Potion avec émétique, 0,03; large vésicatoire.

Au soir. Ne comprend pas; beaucoup de mouvements dans les lèvres, peu dans les doigts; pouls un peu raide à 130. — Saignée de 150 grammes.

Le 6. Mouvements convulsifs des muscles de la face; ne peut montrer sa langue; pupilles contractées; peau chaude en sueur; respiration bruyante et rapide (50 par minute). Il se plaint et gémit dès qu'on le remue, et quelquefois même sans qu'on le touche. Le pouls a encore de la force (140). Une selle aujourd'hui; ventre plat. — Potion avec acétate d'ammoniaque, 6 gr., extrait de valériane et musc, de chaque, 0,40; 12 sangsues aux apophyses mastoïdes.

Au soir. Cherche du regard, semble comprendre ce qu'on lui dit, pousse quelques cris par moment; sueurs très-abondantes; 60 respirations; 120 pulsations.

Le 7. Coma profond, peau chaude, sueurs visqueuses, convulsions et tremblement; pouls à 130; 68 respirations.

Mort dans la soirée.

Autopsie faite le lendemain au soir.

Intestins. Deux plaques de Peyer hypertrophiées et ulcérées et sept ou huit follicules saillants dans les 30 derniers centimètres de l'iléon. Le reste de la muqueuse est sain.

Quelques ganglions mésentériques seulement sont hypertrophiés et ramollis. La rate est peu augmentée de volume, et le foie me paraît sain.

Poumons. A droite, le lobe moyen et le lobe inférieur ont une coloration brunâtre; un sang noir s'en écoule à la coupe; friabilité moindre que dans l'hépatisation rouge; une parcelle détachée plonge au fond de l'eau. A gauche, le tissu pulmonaire est congestionné, mais beaucoup moins malade : il surnage et sa coloration est légèrement brune. Pas de friabilité.

Système nerveux. Les sinus de la dure-mère et les veines cérébrales sont gorgés de sang. L'arachnoïde présente trois ou quatre plaques rouges avec épaississement sur la face convexe du cerveau. Elle est soulevée par une infiltration de sérosité dans les mailles du tissu cellulaire de la pie-mère. Les ventricules sont également distendus par de la sérosité; ajoutez à celle qui est contenue dans la grande cavité arachnoïdienne; la somme de leur poids est d'environ 150 grammes. Au niveau des plaques rouges décrites plus haut, la substance grise a pris une coloration rosée, mais elle n'a que peu perdu de sa consistance. La substance blanche est légèrement congestionnée.

Vers les scissures de Sylvius et les pédoncules cérébraux, la séreuse est devenue blanchâtre et opaline ; sur la protubérance et le bulbe elle est épaissie et rouge. Dans l'intérieur du canal vertébral il existe des plaques rouges semblables à celles qui se trouvent à la surface du cerveau, mais beaucoup plus nombreuses et plus épaisses. On en rencontre jusqu'à la septième ou huitième vertèbre dorsale, sur toutes les faces de la moëlle, principalement sur la face postérieure ; en plusieurs points elles se continuent sur l'origine des nerfs, en particulier à la région cervicale ; au-dessous la moelle et le bulbe sont rosés en quelques points et le siège d'une congestion évidente. Je n'ai pu apprécier exactement la quantité du liquide contenu dans le canal vertébral. Les veines, remplies de sang, se dessinent en sinuosités noirâtres.

OBSERVATION XXVI.

Fièvre typhoïde avec prédominance cérébro-spinale. Troubles des mouvements et de la sensibilité ; tremblement, contractures, convulsions et hyperesthésies diverses ; douleurs ; respiration inégale et saccadée, etc.; pas de diarrhée, taches. Mort. Durée : 14 jours. Méningo-encéphalite de la base du cerveau, du mésocéphale ; méningite et névrite rachidiennes: altération de plusieurs nerfs à leur origine; rien dans les poumons ; foie gras ; plaques de Peyer ; peu de sang dans les vaisseaux.

Boëlle (Eugène), 22 ans, employé de commerce, entre le 27 août 1863 dans le service de M. Cazalis, chambre 5, lit 3.

Le 28 août. Il est malade depuis six jours : céphalalgie, étourdissements, un peu de diarrhée, de douleur de ventre et de météorisme ; fièvre ; pouls à 90.

Le 30. Insomnie pendant la nuit, rêvasseries; épistaxis de quelques gouttes hier ; hyperesthésie des membres inférieurs et du ventre; quelques râles sibilants dans la poitrine ; pouls assez fort, à 100 ; peau chaude ; taches rosées lenticulaires ; météorisme ; un peu de gargouillement dans la fosse iliaque droite ; peu de diarrhée.

Le 31. La nuit a été agitée ; délire. Les conjonctives sont injectées, l'œil brillant, les globes oculaires sont perpétuellement en

9

mouvement et comme convulsés; tremblements choréiformes des lèvres et des doigts. Le malade ne peut sortir la langue de sa bouche; il semble comprendre ce qu'on lui demande, mais il ne peut l'exécuter. Le tégument des membres supérieurs est douloureux au toucher (hyperesthésie), ainsi que celui de la poitrine. Respiration inégale; pouls assez fort, à 100.

Le 1er septembre. *Idem.* Tremblement des lèvres et des mains; hyperesthésie cutanée; respiration saccadée et rapide. Nous essayons de mettre le malade sur son séant pour l'ausculter, mais le moindre mouvement lui arrache des cris; le moindre attouchement dans la région du cou et des gouttières vertébrales est extrêmement douloureux;—hypéresthésie de la peau et des muscles de ces parties, dont le jeu régulier est impossible; — ils sont en effet roides et contracturés, de sorte qu'ils résistent et ne permettent pas d'asseoir le malade; — véritable opisthotonos. Il est alors tourné sur le côté et on constate qu'il n'y a dans la poitrine aucun bruit anomal.

Le 2. Délire presque tranquille; quelques cris pourtant. Hyperesthésie cutanée et musculaire, contractures, tremblements, etc. ; difficulté de la déglutition ; ni hémorrhagies, ni sueurs, ni diarrhée ; pouls moyen, à 115. — Purgatif.

Le 3. *Idem.* Respiration difficile et inégale, à 40 ; rien dans la poitrine. Le malade a été à la selle à la suite du purgatif. Le pouls faiblit.

Le 4. Aggravation progressive; mêmes symptômes de sensibilité et de mouvements. La respiration s'embarrasse de plus en plus et une teinte asphyxique se répand sur les téguments.

Le 5. Mort ce matin.

Autopsie. — Abdomen. Le péritoine est sain ; sur la portion intestinale seulement on aperçoit quelques rougeurs qui correspondent vraisemblablement à des plaques de Peyer.

Le foie a une teinte jaunâtre; il est mollasse, élastique et exsangue; teinte grisâtre à la coupe. C'est un nouvel exemple de foie gras.

La rate et les reins n'offrent rien de remarquable. Sur la muqueuse de l'iléon, à peu de distance de la valvule, quatre glandes de Peyer épaissies et boursouflées; une seule commence à s'ulcérer. Autour et un peu plus loin quelques follicules hypertrophiés.

Les vaisseaux abdominaux et ceux de la poitrine ne contiennent qu'une petite quantité de sang noir et poisseux.

Les poumons ne présentent aucune altération.

Axe cérébro-spinal. Fine injection des membranes autour des hémisphères ; l'arachnoïde, rouge en plusieurs points, est opaline en d'autres. Les lésions augmentent à la base vers le mésocéphale. Les pédoncules cérébraux, la protubérance, le bulbe et les nerfs qui en naissent, sont recouverts de plaques rouges étendues. Il en est de même de la moelle, et particulièrement de sa face postérieure et des faces latérales sur lesquelles la pie-mère est le siége d'une injection serrée qui se continue sur l'origine des nerfs. La substance grise des lobes est rosée sans ramollissement dans une petite étendue. Le tissu nerveux du mésocéphale et de la moelle, dans les mêmes points où l'arachnoïde est rouge et épaissie, offre une surface humide qui lui donne une légère coloration d'un rose pâle. Sa consistance est peut-être un peu diminuée à la superficie. Les nerfs qui en naissent, le nerf moteur oculaire commun, moteur oculaire externe, facial pneumogastrique spinal et hypoglosse, sont enveloppés à leur origine par un névrilemme épaissi, arborisé d'un rose pâle. Il en est de même des nerfs spinaux. La substance blanche du cerveau nous paraît saine. La substance grise de la moelle nous semble un peu colorée, mais je n'oserais l'affirmer. Toutes les veines périphériques de l'encéphale et de la moelle sont distendues et variqueuses ; les petits vaisseaux sont dilatés. La sérosité sous-arachnoïdienne est abondante.

Donc, comme dans les autres organes, trois états se montrent avec évidence dans les centres nerveux frappés par la fièvre typhoïde : congestion périphérique avec sécrétion de sérosité, exhalations hémorrhagiques, exsudations plastiques inflammatoires.

§ 41. — Presque toujours les sinus de la dure-mère sont gorgés de sang noir, et à travers l'arachnoïde on voit dans les sillons qui séparent les circonvolutions de l'encéphale cheminer en sinuosités brunes, les veines de la pie-mère distendues, pendant que les vaisseaux plus petits et d'autres qui sont habituellement invisibles, se dessinent sous des

formes variées, souvent en arborisations extrêmement ra-
mifiées et d'un rouge artériel. La membrane ventriculaire
est également le siége d'une congestion non douteuse.

La grande cavité arachnoïdienne renferme, dans certains cas, une quantité notable de liquide ; mais il est plus
commun de voir la sérosité infiltrant les mailles du tissu
cellulaire de la pie-mère, ou remplissant les ventricules du
cerveau. Cependant cet épanchement qui a varié de 60 à
300 gr. n'est pas constant, ou du moins il est quelquefois
si minime qu'on ne doit pas en tenir compte. Il y a évidemment corrélation entre celui-ci et l'état de réplétion et
de distension du système vasculaire intra-crânien.

§ 42. — Une autre lésion que je vais rapprocher de
celles qui précèdent est constituée par des plaques, d'une
étendue de 1 centimètre carré à 4 ou 5 ou plus, d'un
rouge-brun, d'un rouge-ecchymotique, consistant en des
caillots lamelliformes adhérents à la face viscérale de
l'arachnoïde, et dont il est quelquefois facile de les détacher. Souvent autour de ces caillots, résultat d'une *véritable
apoplexie méningée*, se trouve une faible proportion de
sang non encore coagulé.

§ 43. — A première vue, ces plaques hémorrhagiques
pourraient être confondues avec d'autres, qui se rencontrent plus fréquemment et qui sont de nature inflammatoire.
Celles-ci sont généralement plus petites, mais beaucoup
plus nombreuses que les précédentes, et souvent reliées
entre elles, de façon à ne laisser dans leurs intervalles,
que quelques îlots étroits de séreuse saine ou seulement
injectée. Leur forme est plus irrégulière, leur épaisseur
est moindre que celle des premières, et leur coloration

plus vive; elles sont rutilantes, elles font tout à fait corps
avec l'arachnoïde qui, devenue opaque et épaissie à leur
niveau et par leur fait, ne permet pas de distinguer la
substance nerveuse qui est au-dessous d'elle. Elles résistent au lavage, qui ne change pas leur aspect, et elles
sont le centre vers lequel convergent toutes les arborisations qui sillonnent la séreuse cérébrale.

Les deux lésions qui précèdent occupent les parties latérales des hémisphères, ou bien elles coiffent leurs extrémités antérieures ou postérieures, quelquefois elles enva-
hissent toute leur face externe. On ne les rencontre que
rarement sur leur face interne; je les ai aussi vues sur la
face inférieure du mésocéphale et pénétrant dans le canal
rachidien.

Outre ces surfaces rouges, il y a des surfaces blanches qui doivent en être rapprochées au point de vue
de la pathogénie. Tantôt celles-ci s'étendent comme un
voile mince, d'une circonvolution à une autre, ou passent
comme un pont au-dessus de la scissure de Sylvius; elles
sont alors représentées par une toile souvent assez étendue, mais de peu d'épaisseur, formée de stries blanchâtres
longitudinales et droites, elles constituent les *taches lactées*.
Ce sont des opacités de l'arachnoïde; c'est l'arachnoïde elle-
même qui est devenue *lactescente*, et a perdu sa transparence. Tantôt au contraire elles sont épaisses, limitées, irré-
gulières, et ont alors en général un demi-millimètre et plus
d'épaisseur; leurs contours sont abruptes et sinueux. Je les
ai vues plusieurs fois revêtir la forme d'éventail. D'un point
plus saillant que les autres (de 1/2 à 1 millimètre), partaient
des sortes de fibres d'un blanc mat, séparées par des sillons
blancs aussi; leur étendue était d'environ 3 ou 4 centimètres carrés. Ce sont là les véritables *plaques laiteuses*. Je

les ai trouvées le plus souvent à la réunion du tiers antérieur avec les deux tiers postérieurs de la face convexe de
l'hémisphère, à peu de distance de son bord supérieur.
Elles existent fréquemment des deux côtés à la fois, *et
sont entourées par des plaques rouges inflammatoires.*
Outre ces *taches lactées* et ces *plaques laiteuses,* qui on
une surface notable, on trouve encore de petits corpuscules
blancs comme des grains de riz, ayant tout à fait la même
composition et le même siége que ces dernières : *corps riziformes.*

Telles sont les nombreuses lésions que nous avons rencontrées sur l'arachnoïde et sur la pie-mère cérébrales :
réplétion et distension des gros vaisseaux, dilatation des
petits, injection des capillaires, apoplexies méningées ;
plaques rouges inflammatoires, plaques laiteuses, taches
lactées, corps riziformes, sérosité épanchée. Ce ne sont
pas les seules.

§ 44. — Au-dessous des membranes, on aperçoit lorsqu'elles sont parfaitement enlevées, dans les points correspondants aux plaques rouges, la substance grise, rosée ou rouge ;
cette rougeur est facile à distinguer de celle qui résulte
d'une imbibition sanguine, car tandis que celle-ci disparaît
par le lavage, celle-là ne perd rien de son intensité. Cette
coloration n'est pas en effet purement superficielle, elle est
plus pénétrante, et si l'on fait une coupe perpendiculaire
à la circonvolution affectée, on voit qu'elle occupe toute
la couche de substance grise. Dans certains cas, l'arachnoïde et la pie-mère s'en séparent facilement ; et c'est même
ce qui arrive le plus souvent ; mais dans d'autres il y a
adhérence, et l'on ne peut s'empêcher d'entraîner une
portion de la substance grise, en enlevant les membranes.

La consistance normale est habituellement conservée, rarement augmentée (induration), quelquefois diminuée (ramollissement),— et alors la partie corticale de la circonvolution se réduit en bouillie rougeâtre ; c'est une véritable
encéphalite. *Il n'est pas inutile d'indiquer la ressemblance
qui existe, au point de vue anatomique pur, entre cette
péri-méningo-encéphalite et la péri-méningo-encéphalite
des paralytiques généraux,* ou plutôt de ceux qui le deviennent. Si l'on veut bien d'ailleurs se rappeler quelques-
uns des symptômes signalés, on reconnaîtra que la lésion
cadavérique n'est pas seule analogue, comme tout physio-
logiste devait le prévoir. De cette similitude, je ne conclus
pas à l'identité, je ne fais qu'un rapprochement; l'une des
affections est essentiellement aiguë, l'autre essentiellement
chronique, mais elles sont toutes deux de nature congestive. Je reviendrai tout à l'heure sur ce sujet.

Au-dessous de la substance grise ramollie, nous avons
toujours rencontré la substance blanche ferme. Une seule
fois (obs. 22) il y avait ramollissement de la couche optique
et du corps strié, en même temps que de la face inférieure
du lobe moyen ; cependant il est bon de remarquer que le
malade porteur de ces dernières altérations était tuberculeux. La substance blanche centrale présente parfois un
certain degré de congestion (piqueté, sablé), mais elle ne
diffère pas en général de celle des cerveaux sains. Il en est
de même du cervelet qui, malgré sa position déclive dans
le décubitus dorsal, se conserve ordinairement intact. Cet
argument a bien quelque valeur contre l'opinion de ceux
qui croient que les lésions précédemment décrites, ou d'autres qui me paraissent s'en rapprocher beaucoup ne sont
qu'un effet d'hypostase, d'agonie et d'imbibition cadavé-

rique. Mais c'est là de l'histoire déjà ancienne, et je crois qu'il est inutile de revenir sur ce point.

§ 45. — La moelle allongée et la moelle épinière sont souvent le siége d'une affection analogue à celle que nous avons signalée dans le cerveau.

Nous avons trouvé une séreuse opaque et lactescente, ou recouverte de plaques rouges, et la pie-mère fortement injectée autour de la protubérance et autour du bulbe rachidien. La substance nerveuse était plus humide, plus vasculaire. Deux fois des petits caillots arrondis, de la grosseur d'une tête d'épingle, étaient arrêtés dans les capillaires dilatés ou déchirés ou plutôt dans le tissu même du bulbe.

Dans le canal vertébral, j'ai rencontré plusieurs fois une méningite spinale manifeste. Les observations 22, 25, 26 prouvent en effet que, dans les cas où il s'est montré pendant la vie certains symptômes que nous avons décrits plus haut, et qui dénotent un état de souffrance de la moelle, on trouve des lésions périmédullaires qui présentent la plus grande analogie avec les lésions péricérébrales mentionnées précédemment. Ce sont des arborisations des méninges, des plaques rouges, tantôt d'un rouge vif, tantôt d'un rouge-brun, avec épaississement de l'arachnoïde, des plaques laiteuses et des taches lactées. Nous avons vu ces altérations se continuer, dans le conduit rachidien et aussi dans le crâne, sur les origines de bon nombre de nerfs, par exemple, sur celles du facial, de l'auditif, du glosso-pharyngien, du pneumogastrique, du spinal et de l'hypoglosse; sur celles des troncs nerveux qui vont former le plexus brachial, ou les branches thoraciques antérieures et postérieures. Nous les avons donc observées, principalement autour du bulbe, de la partie cervicale de la moelle, et du commencement de la portion dorsale ; elles peuvent se rencontrer sans aucun doute plus bas et jusqu'au renflement inférieur. Ce qui importe, c'est qu'elles nous ont toujours paru en rapport direct d'intensité avec les symptômes correspondants étudiés pendant la vie.

Au-dessous des méninges visiblement malades, nous avons reconnu le cordon médullaire sain, comme les nerfs qui en partent. Voilà donc une différence qu'il faut signaler, dans l'anatomie pathologique des affections typhoïdes cérébrales et spinales ; d'un côté, il y a méningo-encéphalite, et de l'autre méningite seulement. Je n'entends pas dire pourtant qu'il en est toujours ainsi, et je pense au contraire qu'il peut arriver un ramollissement manifeste de la moelle. Nous n'avons pas pu évaluer l'augmentation du liquide arachnoïdien du canal vertébral aussi exactement que nous l'avons fait pour la sérosité intra-crânienne. Ce n'est là qu'un détail ; la conséquence capitale qui ressort de l'énumération précédente, c'est la constance des altérations des méninges spinales. Ces altérations occupent indifféremment l'une ou l'autre face de la moelle ou toutes à la fois, mais en particulier la face postérieure. Elles suffisent amplement pour expliquer les symptômes morbides divers, que nous avons si souvent observés, dans les différents appareils, qui reçoivent l'influence nerveuse des parties malades de l'axe rachidien, de même que les lésions méningo-cérébrales, que nous avons décrites plus haut, nous rendent un compte exact des troubles de l'intelligence.

Ainsi donc, chez les mêmes sujets qui nous ont présenté des symptômes cérébraux ou cérébro-spinaux, ou si on le préfère, des symptômes nerveux d'un certain ordre, nous

avons rencontré constamment des altérations déterminées
de l'appareil encéphalo-rachidien et de ses enveloppes.
Nous pourrions ajouter que chez ceux qui sont morts en
l'absence de pareils symptômes, nous n'avons vu rien de
semblable. Est-ce une simple coïncidence? ou y a-t-il une
relation de cause à effet entre ces altérations et ces symptômes? Il y a la même coïncidence et la même relation
qu'entre une pneumonie et la gêne respiratoire, entre
une maladie quelconque de l'encéphale, et les désordres
de l'intelligence, de la sensibilité et du mouvement.

Nous avons donné en bloc les symptômes dits *nerveux*
de la dothiénentérie, nous avons décrit ensemble les lésions de l'axe cérébro-spinal, sans chercher à rattacher
ces deux ordres de phénomènes les uns aux autres, et à
distinguer ce qui appartient positivement à l'affection de la
moelle, de ce qui appartient positivement à l'affection du
cerveau.

Si nous comparons maintenant nos observations entre
elles, celles où l'encéphale est isolément frappé, et celles
où l'appareil encéphalo-rachidien est envahi tout entier,
nous arriverons sans peine à séparer nettement les divers
groupes de symptômes, et à restituer facilement à chaque
organe la part symptomatologique qui lui revient. D'ailleurs, les principes lumineux de la physiologie nous font-
ils donc défaut, et ne peuvent-ils pas, au contraire, nous
être du plus grand secours? N'est-il pas évident que le
délire, la somnolence, le coma, etc., dépendent des
lésions péri-encéphaliques, l'anxiété respiratoire (respiration nerveuse), la gêne de la déglutition, le trismus,
le tremblement des lèvres, des lésions péribulbaires, —
la contracture douloureuse des muscles postérieurs du
tronc, et l'hyperesthésie qui l'accompagne, les diverses

hyperesthésies, la constriction thoracique, les mouvements choréiformes des doigts, etc., des lésions périmédullaires.

Je pourrais ajouter quelques détails à propos de certains nerfs des sens, cette omission sera facilement réparée.

Je n'entreprendrai pas de préciser minutieusement les états anatomiques qui correspondent aux divers symptômes cérébraux et à leurs variétés. La lecture de nos observations et des réflexions précédentes, donnera sur ce point pleine satisfaction aux plus difficiles. Je me contenterai de dire ici que le délire violent et l'agitation appartiennent plus particulièrement à la congestion inflammatoire des membranes et de la substance grise périphérique, et la somnolence et le coma, ainsi que les cris hydrencéphaliques, à l'œdème, et aux épanchements séreux intra-crâniens.

§ 46. — On a remarqué, sans doute, combien l'exaltation et la perversion de la sensibilité et de la motilité ont été fréquentes, combien leur abolition a été rare et exceptionnelle.

Le fait est, il me semble, facile à comprendre. Toutes les altérations que nous avons décrites sont le résultat de congestions actives et énergiques, qui doivent nécessairement exalter ou pervertir les fonctions des organes qui en sont le siége, mais non les abolir, puisque ces derniers ne sont nullement détruits, mais ont conservé leur intégrité dans une certaine mesure.

Leur désorganisation seule pourrait amener l'anéantissement de la fonction. Quand arrive la paralysie dans l'encéphalite ? Lorsque la pulpe cérébrale a perdu sa consistance et sa composition, lorsqu'elle est réduite en bouillie.

— Jusqu'à ce moment, il n'y a que des contractures ou des convulsions, c'est-à-dire des symptômes d'exaltation ou de perversion. Si la substance encéphalique est désorganisée dans une certaine étendue par une hémorrhagie, le mouvement disparaît. — Que pendant la réparation, il survienne une phlegmasie un peu vive, autour du foyer, et les phénomènes qui annoncent une excitation ne tardent pas à se montrer. Ce qui précède n'est pas seulement vrai, pour la motilité et la sensibilité, mais aussi pour l'intelligence qui est fréquemment exaltée et pervertie dans le phrénitis, mais bien rarement abolie tout à fait.

§ 47. — Il y a quelques instants, je faisais remarquer une ressemblance qui me frappait, entre les lésions péricérébrales que nous avons énumérés, et celles qui se rencontrent dans la péri-méningo-encéphalite des aliénés, entre les symptômes de la fièvre cérébrale et ceux de la démence paralytique. Il n'y a point identité, car il ne peut y avoir identité entre une affection essentiellement aiguë et une autre essentiellement chronique; mais ces deux affections occupant le même siége, les membranes du cerveau et la substance grise superficielle, et, étant d'ailleurs de natures moins éloignées qu'on ne pourrait le croire, il en résulte nécessairement des points de contacts nombreux, et des rapports fréquents. Leurs différences même servent à faire ressortir des détails importants.

Les phénomènes morbides sont plus accentués dans la fièvre cérébrale que dans la paralysie générale, de même que la poussée congestive inflammatoire y est plus active et plus énergique. En effet, l'un de ces états est pour ainsi dire préparé de longue main, l'économie s'y habitue peu à peu, elle est minée lentement; l'autre s'établit brusquement, avec effraction, si je puis m'exprimer de la sorte, l'économie est surprise et brutalement troublée, son équilibre est violemment détruit. La première chemine progressivement vers une terminaison irrévocablement funeste, et les diverses fonctions s'éteignent chacune à leur tour ; la seconde marche avec une effrayante rapidité, vers une issue souvent, mais non constamment fatale, et certaines fonctions peuvent conserver presque leur intégrité jusqu'au bout. Aussi, d'un côté, leur anéantissement arrive-t-il toujours, et persiste-t-il pendant quelque temps, avant la fin de la vie, de l'autre, il ne se montre qu'au moment de la mort.

La comparaison que nous avons faite est donc surtout applicable entre la méningo-encéphalite typhoïde et la *manie congestive ;* car, après celle-ci, lorsque arrive la période d'atrophie, avec le véritable cortége de la paralysie générale, des dissemblances profondes s'établissent entre les deux affections. Il y a bien pourtant, il faut le dire, à la suite de la méningo-encéphalite typhoïde, quelque chose qui ressemble à une période d'atrophie, mais c'est une période d'atrophie qui prépare la réparation, tandis que celle qui a lieu dans la démence paralytique, conduit à la destruction progressive et fatale des organes et des facultés.

§ 48. — Il n'est pas rare, après la guérison de la dothiénentérie, particulièrement chez les enfants. de voir persister pendant un certain temps, quelquefois assez long, pendant des mois et même des années, un affaiblissement notable de l'intelligence, *une véritable démence*, perte de la mémoire, inaptitude marquée aux travaux intellectuels. Je pourrais citer pour exemples les sujets de mes

3e, 5e, 11e, 21e, 40e, 43e, 46e observations, quoique j'aie
négligé de consigner cette particularité dans leur histoire,
car je les ai revus longtemps après leur sortie de l'hôpital, ou de la Maison de santé, et j'ai noté le fait en question. Il y a, évidemment, des degrés fort variables d'intensité dans cette affection consécutive, ou plutôt dans
cette dernière période de l'affection primitive, depuis la
simple diminution des facultés de l'entendement, jusqu'à
leur abolition presque complète. Tout dépend, en effet, de
la rigueur des premières périodes. (Il ne s'agit, bien entendu, que de l'affection cérébrale.) Si elles ont été assez
menaçantes pour faire craindre sérieusement la mort du
malade, la démence sera bien plus prononcée, et plus prolongée, que s'il y a eu, vers l'encéphale, seulement quelques symptômes peu énergiques. La manifestation a été
violente, ou mesurée jusqu'à un certain point. Les centres
nerveux ont été ébranlés par une véritable inflammation
ou par une simple congestion plus ou moins vive. A leur
suite, doit se faire une réparation qui sera en rapport avec
les ravages produits. Mais, avant que commence cette réparation, il faut que les traces de ces ravages aient disparu ; c'est ce qui arrive pendant la période d'atrophie, ou
de préparation, suivie lentement par la période de réparation. Jusqu'à la fin de cette dernière, l'état morbide persiste avec les phénomènes qui la traduisent au dehors.

Je ne parle ici que des propriétés intellectuelles, je par-
lerais aussi facilement des propriétés sensitives et mo-
trices, — il n'y a pas de différence, — mais je ne puis
qu'effleurer ces sujets intéressants, et je dois me borner,
comme je m'en suis prescrit la nécessité, aux commentaires
de mes observations.

CHAPITRE IV.

MANIFESTATIONS PULMONAIRES.

§ 49. — Les manifestations pulmonaires, dans la fièvre typhoïde, sont le pendant des manifestations cérébrales. Comme celles-ci, elles sont de nature *congestive*, elles s'accompagnent souvent de sécrétions séreuses, remplissant les cellules, et infiltrant le tissu cellulaire du parenchyme du poumon, et elles se terminent quelquefois par une *inflammation spéciale*, ou par une véritable *apoplexie*. Nous développerons plus loin ces différents traits de ressemblance, nous allons commencer par suivre la marche et les symptômes de l'affection.

Dans toute dothiénentérie, à peu près, il existe quelques phénomènes thoraciques; mais ce ne sont pas quelques râles sibilants, qui constituent la forme pectorale, ils indiquent seulement, comme la céphalalgie et les étourdissements, que la maladie n'est point tout entière localisée dans l'intestin : ils n'indiquent que cela, mais d'une façon péremptoire. Lorsque les divers états pathologiques, qui sont le fait et le mode d'action de cette grande entité morbide, cessent de se tenir en équilibre, que l'une devient prédominante sur les autres, les formes se dessinent et s'établissent : si au lieu d'une légère fluxion bronchique, nous avons une fluxion considérable vers les organes de l'hématose eux-mêmes, la *forme thoracique* est fixée. Elle n'est pas souvent aussi nette, et aussi isolée, que nous allons l'indiquer ici, puisqu'elle n'est qu'une manifestation particulière d'une maladie générale; même, il faut le dire, dans l'épidémie que nous avons observée cette année, il y

avait souvent partage morbide entre l'encéphale et la poitrine, et une sorte de balancement remarquable entre les
deux affections analogues de siége différent. Cependant,
d'une part, elle n'est jamais difficile à reconnaître et à
étudier, et, d'autre part, il est nécessaire de la séparer et
de la circonscrire pour en suivre le développement.

Les plus beaux exemples que nous ayons vus, et que
nous proposons pour types, sont ceux qui sont rapportés
au commencement de ce travail, et en particulier les observations 6ᵉ et 7ᵉ. En voici d'autres. (Voir aussi obs.
41, 34, etc.)

OBSERVATION XXVII.

Fièvre typhoïde à forme pectorale. Homme de 52 ans. Stupeur, fièvre ;
taches rosées lenticulaires ; broncho-pneumonie double ; rales crépitants des
deux côtés ; sueurs abondantes. Guérison.

François (Pierre), 52 ans, employé au ministère d'État, entre, le
10 septembre 1863, à la Maison de santé, 3ᵉ étage, chambre n° 22,
lit n° 3.

Homme fort et bien constitué. Prodromes longs : abattement et
courbature ; aspect typhoïde ; langue rouge, un peu sèche ; pouls
assez large, à 95, mais pas de phénomènes abdominaux ; râles crépitants dans les deux poumons.

Le 12. Quelques taches rosées lenticulaires apparaissent sur le
ventre ; pouls large et mou. — Potion avec tartre stibié 0,03. A la
suite, quelques selles et des sueurs. Les sueurs continuèrent et ame-
nèrent une guérison rapide.

Le 20. Deux degrés d'aliment.

Le 27. Il sort parfaitement guéri.

OBSERVATION XXVIII.

Dothiénentérie avec prédominance thoracique. Épistaxis, diarrhée légère; taches lenticulaires; subdélirium; râles crépitants et souffle dans le poumon droit, râles muqueux dans le gauche. Durée : 18 jours.

Proust (Prosper), 22 ans, boulanger, entre, le 7 août 1863, à la Maison de santé, 3e étage, chambre 5, n° 4.

Malade depuis huit jours; douleurs de ventre, diarrhée, fièvre, céphalalgie, rêvasseries, insomnie, râles crépitants.

13 août. Ventre ballonné; diarrhée; langue rouge, desquamée; faciès animé; respiration serrée; râles muqueux mêlés de râles sibilants des deux côtés de la poitrine dans une étendue considérable; pouls ample et fort. — Saignée de 2 palettes. Ce soir, ventouses scarifiées; violette, bouillon.

Même état le 14. — Ventouses scarifiées.

Le 15. Hier, épistaxis abondante; subdélirium la nuit; amélioration ce matin; la respiration est plus facile et les rhonchus moins nombreux.

Le 16. Aggravation évidente; respiration rapide, à 40, assez profonde; toux rare, râles sous-crépitants fins dans tout le poumon droit, en arrière, en avant et sur la partie latérale; obscurité du son; râles muqueux, à gauche; météorisme; éruption confluente de taches rosées lenticulaires; peau sèche; diarrhée (5 ou 6 fois en vingt-quatre heures); langue rouge, sèche; faciès animé; conjonctive rosée; un peu de tremblement des mains; pouls roide, à 120. — Potion avec musc et kermès.

Au soir, le pouls s'est encore élevé. — 8 ventouses scarifiées.

Le 17. Mieux apparent. La nuit a été plus calme; la respiration semble moins laborieuse; les signes physiques sont les mêmes; le pouls est mou et petit, à 100. — Vésicatoire, eau vineuse au quinquina, potion avec extrait de quinquina, potion avec esprit de Mindererus, bouillon.

A la visite du soir, respiration soufflante en arrière à droite; râle trachéal; teinte asphyxique; peau recouverte d'une sueur visqueuse; pouls assez fort, à 120.

Mort à huit heures du soir.

L'autopsie a été refusée.

10

OBSERVATION XXIX.

Fièvre typhoïde à forme pulmonaire et cérébrale. Broncho-pneumonie double énorme. Délire, hallucinations, tremblements choréiformes ; météorisme, constipation, taches, pas d'hémorrhagies ; mais, après la mort, le sang se fait jour par le nez. Durée : 20 jours. Mort. Hémo-pneumonie occupant les onze douzièmes des poumons ; péri-mèningo-encéphalite limitée ; foie gras ; rate allongée ; ulcérations des glandes de Peyer.

Mlle Boucher (Mathilde), 25 ans, demoiselle de magasin, entre, le 17 juillet 1863, à la Maison municipale de santé, service de M. Cazalis, 1er étage, n° 9.

Elle est forte, grande et d'un embonpoint énorme pour son âge.

Début de la maladie, lundi, 6 juillet, par une douleur vive de tête qui est prise pour une névralgie sus-orbitaire du côté droit et pour laquelle on applique un petit vésicatoire au bout de quelques jours ; puis purgatif.

La malade se met au lit, le 14 juillet, ne pouvant plus se tenir debout ; elle avait alors des étourdissements, de la céphalalgie, de l'insomnie. Voilà le début réel de la maladie.

Les jours suivants, un peu de délire.

Le 17. Elle est examinée à la visite du matin une heure après son arrivée. Face hébétée et inquiète ; yeux hagards et largement ouverts ; conjonctives injectées ; bouche béante ; pâleur ; prostration ; langue sèche et rouge ; pouls un peu mou, à 110 ; pas de diarrhée ; constipation ; respiration rapide (48) suspirieuse. — Tisane de quinquina, pilules de calomel ; lavement de valériane, deux vésicatoires aux cuisses, bouillon.

Le 18. Délire toute la nuit ; loquacité ; agitation modérée ; mâchonnements ; respiration rapide (50), peu profonde ; râles sous-crépitants dans toute l'étendue des deux poumons. — Pilules avec kermès, calomel et musc ; 2 vésicatoires sur les parties latérales de la poitrine.

Le 19. *Idem*. Moins de délire.

Le 20. Teinte légèrement asphyxique de la peau, qui est rosée et violacée ; 60 respirations. Il est bon pourtant de remarquer que chez notre malade, la rapidité de la respiration augmente toujours au moment de la visite. Les râles sont plus nombreux et plus fins ; con-

stipation ; ventre ballonné ; vingt taches rosées lenticulaires ; le délire
a diminué ; les réponses sont sensées ; dans l'intervalle, rêvasseries.
—Vésicatoire en avant du sternum.

Le 21. Mâchonnement ; quelques mouvements des lèvres et des
doigts ; bouche et langue sèches ; mêmes phénomènes thoraciques ;
60 respirations ; pouls à 120 ; 2 selles aujourd'hui. — 10 ventouses
dont 4 scarifiées, kermès et musc en pilules, décoction de quinquina,
bouillon.

A la visite du soir. La rougeur de la conjonctive a disparu, ainsi
que la céphalalgie ; la malade répond bien aux questions, mais elle
rêve souvent ; elle parle d'un enfant et d'un capitaine qu'elle croit
être ici ; ballonnement ; taches.

Le 22. Teinte rosée de la face ; meilleur aspect ; respiration moins
gênée ; pas d'expectoration ; souffle limité à l'angle de l'omoplate à
gauche ; râles sous-crépitants partout ailleurs ; 2 selles après les lavements ; peau chaude ; pouls à 120 ; elle a l'air de s'occuper davantage de ce qui se passe autour d'elle et de comprendre ; elle me
paraît un peu mieux. — 4 ou 5 ventouses scarifiées.

Le 23. Le mieux persiste ; la respiration s'accélère toujours au
moment de la visite ; il n'y a pas de tremblement des lèvres ni de
mâchonnement ; il y a eu 3 selles, mais on continue le kermès ; pouls
à 115

Le soir. *Idem.* La langue s'humecte ; un peu de moiteur ; météorisme ; taches.

Le 24. Bonne figure ; sourires ; respiration moins gênée, quoique fort
rapide (60), peu profonde ; un peu d'expectoration ; les râles sont plus
gros à droite, mais aussi nombreux ; à gauche, souffle en arrière ;
râles muqueux autour ; râles sous-crépitants plus bas ; matité aux
mêmes points et aux deux bases ; le pouls n'est pas résistant, à 120 ;
la peau est sèche et chaude ; le ventre ballonné ; les taches s'effacent. — Tisane de polygala avec esprit de Mindererus, 4 grammes,
potion avec eau de mélisse, tartre stibié 0,03, musc et extrait de quinquina ; supprimez les pilules de musc et kermès.

A la visite du soir, la fièvre a augmenté ; pouls petit, à 130 ; peau
chaude et moite ; respiration rapide ; un peu de cyanose ; pas d'expectoration ; rêvasseries.

A neuf heures du soir. Avant mon arrivée, elle délirait, elle chan-
tait, elle voyait un enfant et un homme à côté d'elle, elle parlait de

son magasin, disait qu'elle voulait y aller ; ma présence fait disparaître les hallucinations et les fantômes, et elle me répond, à peine
il est vrai, mais raisonnablement ; elle a eu 3 selles aujourd'hui : la
respiration est haletante (60) ; la peau chaude, humide, violacée ;
pouls à 120 ; langue sèche ; bruit de râlement par l'accumulation
de mucosités dans l'arrière-gorge.

Le 25. Teinte rosée des joues : pouls mou, à 132 ; souffle à droite,
râles plus humides ; 60 respirations. — Saignée de 2 palettes à faire
une heure ou deux après l'application d'un large vésicatoire que
l'on va placer immédiatement au sommet du poumon droit. Remplacer, dans la potion, le tartre stibié par le kermès et ajouter camphre 0,30.

Au soir. La saignée est couenneuse, le caillot épais est coloré en vert
à la surface ; il tient aux parois de la palette tout autour ; le délire a
augmenté ; elle s'occupe de son magasin, parle avec ses camarades ;
hallucinations de l'ouïe ; loquacité ; tremblement des lèvres. Cependant, on peut encore fixer son attention ; pouls assez mou, à 140.

Le 26. Grande agitation la nuit ; elle veut se lever ; pâleur de la
face ; langue collante ; les taches sont presque effacées ; 2 selles depuis hier ; soubresauts des tendons ; 68 respirations ; pouls petit, irrégulier, à 140. — Augmenter la dose du musc.

Mort, le 27 au matin.

Autopsie, le 28, à cinq heures et demie du matin.

Embonpoint considérable, pas le moindre amaigrissement ; taille
1^m,60 ; constitution vigoureuse.

Du sang s'est écoulé assez abondamment par le nez dans les divers
mouvements qu'on a imprimés au cadavre depuis la mort. Il n'y a pas
eu une seule épistaxis pendant la vie.

Le ballonnement du ventre est énorme ; dès que le scalpel a fait
une ouverture à la paroi abdominale, les intestins sortent. Tous
les organes sont refoulés vers la poitrine dont la cavité est diminuée.

Le foie a une forme singulière : son lobe gauche est très-allongé
en travers, il atteint 18 centimètres, il passe derrière la rate et lui
constitue une espèce de lit. Le diamètre transversal du foie est de
36 centimètres ; son diamètre antéro-postérieur, de 19 centimètres :
sa face supérieure est adhérente au diaphragme, adhérences faciles à
déchirer ; sa coloration est jaune-pâle à la surface, comme s'il était

gras; dans l'intérieur elle est gris-pâle, en général, avec quelques marbrures gris-rosé ; il ne s'en écoule pas une goutte de sang, les vaisseaux sont vides ; son tissu semble mou, il n'est que pâteux, mais il n'a rien perdu pourtant de sa cohésion qui est, au contraire, augmentée, car il ne se laisse pas déchirer facilement; il s'allonge sous la traction, puis revient par son élasticité. Examiné au microscope, on y trouve une multitude de vésicules graisseuses dans les cellules, dont les unes sont entières et les autres détruites.

La rate étroite, allongée, a 20 centimètres de long, elle est un peu molle.

Les reins sont sains.

Il en est de même de l'estomac qui ne renferme que quelques mucosités.

Aucune coloration anormale extérieure des intestins ; cependant, sur le cæcum et le côlon, on aperçoit par transparence de petits points arrondis qui correspondent à l'hyperthrophie de quelques glandes.

Trois ulcérations sur le bord de la valvule iléo-cæcale, ovales, à bords taillés à pic, ne dépassant pas le tiers de l'épaisseur de la muqueuse. A 5 centimètres de là , dans l'intestin grêle, deux autres plus profonds ; plus loin, rougeur, injection, arborisations de la muqueuse ; à 50 centimètres de la valvule, nouvelle ulcération nettement dessinée, à bords saillants, boursouflés, sur un follicule ; quelques autres follicules hyperthrophiés. A une certaine distance de là, à peine quelques plaques de Peyer un peu plus visibles qu'à l'état normal.

Le reste de la tunique interne est parfaitement sain.

Je n'ai pu trouver plus de deux ganglions mésentériques gros comme une lentille chacun.

Cerveau. — Adhérences faciles à rompre entre le feuillet viscéral de l'arachnoïde et son feuillet pariétal qui tapisse la dure-mère. Les sinus sont médiocrement distendus par le sang, ainsi que les veines de la pie-mère; un peu d'épanchement dans les mailles de cette dernière. Sur toute sa face latérale droite de la base à la faulx, la séreuse est injectée, striée, et présente quelques plaques rouges de largeur variable, moins bien limitées et moins épaisses que dans quelques cas, résistant au lavage ; elles cessent vers la partie antérieure, elles augmentent en arrière. A 5 ou 6 centimètres de la faulx, à la réunion du tiers antérieur avec les deux tiers postérieurs; on rencontre de petits tractus blanchâtres, de petits corps riziformes et une plaque laiteuse de 1 centimètre carré d'étendue. Il n'y a aucun rapport entre ces corps blancs et les corpuscules de Pacchioni qui sont vers le bord supérieur, quand ils existent.

Sur le lobe gauche, l'injection des membranes est moins marquée, et les plaques rouges se rencontrent seulement à la partie postérieure de la face latérale et vers le sommet, mais elles sont mieux limitées, plus foncées, plus épaisses qu'à droite. A la partie antérieure, on voit des filaments blancs entre les circonvolutions, entre la deuxième et la troisième, puis entre les suivantes. Il y en a aussi quelques-uns sur la face interne.

Au-dessous des membranes, la surface du cerveau bien lavée nous offre une coloration rosée d'un certain nombre de circonvolutions correspondantes aux points enflammés de l'arachnoïde, la substance grise est prise dans toute son épaisseur, mais elle a conservé sa fermeté. Ce n'est encore qu'une congestion inflammatoire. La substance blanche n'est pas malade.

Poumons. — Les poumons ont une couleur véritablement noire dans toute leur étendue, sauf les portions avoisinant les sommets, peut-être 1 douzième ou 1 seizième de la masse, les seules qui crépitent sous les mains. Celles-ci renferment quelques dilatations emphysémateuses. Les poumons sont lourds, compacts, mais ils ne plongent pas tout entiers ; ils affleurent la superficie du liquide, la partie saine se plaçant en haut ; dès que cette dernière est enlevée, le reste gagne immédiatement le fond de l'eau ; il est impossible de délimiter la lésion par lobule, tout est pris. A la coupe le sang s'écoule pur et extrêmement noir. Nous comparons l'aspect du tissu malade avec celui de la rate, il y a, jusqu'à un certain point, de la ressemblance, mais le premier est infiniment plus foncé et donne l'idée d'une apoplexie en masse et d'une infiltration sanguine énorme; il est très-dense et très-résistant. On parvient avec un certain effort à y enfoncer le doigt, mais la friabilité est peu appréciable et bien éloignée, en tout cas, de celle que l'on rencontre dans l'hépatisation rouge. Malgré toutes les pressions et toutes les insufflations, nous ne pouvons arriver à remplir d'air les cellules et à rendre au tissu un aspect plus normal ; il n'est plus spongieux et aérien, mais compacte et sans cellules.

Le cœur est sain ; il ne contient pas de sang.

Ces exemples suffiront, conjointement avec ceux que nous avons observés à l'hôpital des Enfants, pour fixer les symptômes et l'anatomie pathologique de l'affection thoracique.

§ 50. — Le fluxus qui la constitue ne survient pas d'emblée et tout d'un coup, il marche progressivement, comme les symptômes nous l'indiquent, il descend des grosses et des petites bronches vers les cellules pulmonaires. Dans tous les cas où nous avons pu voir les malades assez tôt, et suivre à loisir la succession des phénomènes, ces derniers sont passés sous nos yeux par les mêmes transformations.

Les signes physiques empruntés à l'auscultation sont la traduction fidèle extérieure de ce qui a lieu intérieurement. Au début, nous entendons quelques râles sibilants, disséminés ordinairement dans les deux poumons ; ces râles deviennent bientôt plus nombreux, puis arrivent une certaine rudesse à l'expiration, habituellement d'un seul côté d'abord, et une faible gêne de la respiration. Les râles sibilants changent de caractères, ce n'est plus le franc sifflement, le chant varié des premiers jours, ce n'est pas non plus encore le râle vraiment muqueux ou sous-crépitant ; ce sont des bruits qui ressemblent plus ou moins à des cris plaintifs étouffés ; c'est un râle intermédiaire, peut-être spécial, peut-être un mélange des deux sortes de râles, sonores et humides, dont une espèce va remplacer l'autre ; — il nous est difficile d'en donner une idée précise, il serait plus difficile encore de lui assigner un nom. Quoi qu'il en soit, les rhonchus se sont modifiés, avec les sécrétions qui se transforment incessamment, et ils ne tardent pas à être franchement muqueux, et même sous-crépitants. — Ils existent des deux côtés à la fois ; mais ils apparaissent en général dans un des poumons, avant de se montrer dans l'autre, et ils restent toujours plus nombreux dans le premier. L'étendue dans laquelle ou les entend est variable ; elle peut être limitée à la partie moyenne ou inférieure du thorax, ou à la partie latérale, ou même à la partie antérieure, ou occuper toutes ces régions en même temps ; mais le siége de prédilection est en arrière, un peu au-dessous de l'angle de l'omoplate. — Pendant ce temps-là, et plus tard, l'expectoration est souvent nulle. Quelquefois, au contraire, elle est composée d'une grande quantité de matières séreuses mêlées de filets de sang, elle peut être aussi légèrement visqueuse, mais elle n'a jamais, en réalité, de caractères bien tranchés.

Les choses peuvent s'arrêter où nous les avons laissées tout à l'heure, mais elles peuvent encore s'aggraver. — Déjà il y a une certaine obscurité de son à la percussion et même de la matité ; au râle sous-crépitant succède quelquefois le râle crépitant et même le souffle ; sans doute, le souffle véritable est assez rare, mais ce qui l'est moins, c'est une rudesse notable de la respiration, qui s'en rapproche beaucoup. Alors, la manifestation a souvent pris des proportions formidables, et la lésion a envahi la plus grande partie des organes. On doit avoir des craintes sérieuses et redouter l'asphyxie et la terminaison funeste. En effet, les deux poumons étant frappés parallèlement, il ne reste qu'une mince portion de tissu sain, pour subvenir aux besoins de l'hématose. La respiration s'accélère d'une façon inquiétante, — je l'ai vue monter jusqu'à 40 et 60, et même 70 fois par minute ; — en même temps, le visage et la peau revêtent une teinte bleuâtre, et tout le corps se couvre d'une sueur visqueuse ; la mort est imminente.

Dans les cas graves, le danger de cette affection n'est pas moindre que celui de la bronchite capillaire.

Il faut distinguer l'oppression et la menace de suffocation résultant du mauvais état des organes respiratoires, de *cette gêne tétanique*, dont nous avons parlé à l'article précédent, de cette respiration serrée, anxieuse, peu profonde, saccadée, qui est sous la dépendance des centres nerveux.

L'affection dont il est question ici, survient dans les premiers temps de la fièvre typhoïde, ou au moins dans le cours de ses périodes actives ; je mets complétement de côté les complications qui arrivent à la fin de la maladie, ou pendant la convalescence, et qui ne diffèrent pas de celles que l'on observe chez les individus affaiblis et débilités ; telles sont, par exemple, la pleurésie survenue au vingtième jour chez Chauvel (Obs. 46) ; — la pneumonie au vingt-quatrième jour chez Dubettier (Obs. 32), — et la phthisie aiguë chez un troisième, au moment de la convalescence.

§ 51. — Lorsque nous avons parlé des organes digestifs, nous avons dit quelques mots d'une angine spéciale, l'angine pultacée ; nous avons fait remarquer, que tantôt elle se propage vers l'estomac, et tantôt vers les bronches. Dans ce dernier cas, il en résulte une bronchite pultacée, qui ne se distingue pas par ses symptômes de la bronchite ou de la broncho-pneumonie ordinaire, et dont la nature n'est révélée que par l'examen du pharynx et du voile du palais. Si l'occasion se présente d'ouvrir les bronches, lors-

qu'elle est en pleine évolution, on y trouve des matières
analogues aux pellicules qui tapissent l'arrière-gorge.

§ 52. — En face du point de la poitrine, où l'on en-
tendait, pendant la vie les râles divers que nous avons
décrits précédemment, on rencontre sur le poumon une
coloration noirâtre nettement délimitée, à bords abruptes,
qui se sépare complétement de celle des parties voisines. —
Ce n'est pas, comme dans l'hépatisation rouge, une teinte
qui se dégrade peu à peu, et qui, sur les bords, se con-
fond insensiblement avec celle qui l'entoure, de sorte qu'il
est difficile de dire positivement, à l'aspect, où finit le tissu
malade, où commence le tissu sain.

Là, au contraire, la couleur noire tranche sur la couleur
rosée ou pâle des parties environnantes, et elle indique
les limites exactes de la lésion qui est au-dessous. — Ces
limites sont aussi nettes, aussi précises que celles d'un foyer
apoplectique. Elles circonscrivent extérieurement un noyau
ferme et dur qui, à l'intérieur, a une nuance plus foncée
encore, et dont il s'écoule à la coupe du sang pur en abondance ou un liquide composé de sérosité sanglante mêlée
d'écume bronchique.

Dans ce premier cas, le sang est, il n'y a aucun doute,
extravasé des vaisseaux dans le parenchyme du poumon,
et fournit les éléments d'une véritable apoplexie pulmonaire. Dans le dernier, la sérosité remplit les mailles du
tissu cellulaire, et le sérum seul s'est exhalé des vaisseaux
distendus par une stase sanguine ; c'est une énorme congestion, présentant beaucoup des caractères de l'inflammation; ainsi, une augmentation notable de densité et de
poids. — Une parcelle détachée, est à peu près d'un poids
égal à celui de l'eau, et souvent même plus fort. En effet,

tantôt elle reste au fond du vase, tantôt elle surnage à peine. Par la pression, on ne peut chasser du tissu malade le liquide qui l'infiltre, de façon à arriver à l'insuffler ; il demeure imperméable à l'air. Il ne crépite nullement sous la main qui le comprime. Il est vrai qu'il est moins friable que le tissu hépatisé, et il faut un certain effort pour le déchirer. Ainsi, il ne sert plus à la respiration, mais il n'a pas subi de transformations morbides aussi profondes qu'on pourrait le supposer par un examen superficiel.

Cette affection est donc différente de la pneumonie ordinaire; aussi n'y rencontre-t-on jamais la suppuration, pas plus qu'on ne la rencontre au-dessous de l'arachnoïde, dans la méningite typhoïde.

Les caractères anatomiques concordent admirablement avec l'origine, la marche, et le mode de propagation de la manifestation, puisque nous avons vu celle-ci cheminer des bronches vers les cellules. Elle occupe, en effet, successivement les bronches, les cellules et le parenchyme correspondant, d'où ces délimitations exactes que nous avons décrites, et les noms de *broncho-pneumonie* et de *pneumonie-lobulaire* qui lui ont été donnés.

Nous avons choisi pour plus de clarté le cas où, comme dans l'observation de Varcher et de Prut (obs. 6 et 7), la lésion est restreinte à une portion de lobe; mais il est évident, et notre dernière observation en est un exemple remarquable, qu'elle peut en envahir un tout entier, et même la presque totalité des deux poumons, si la mort n'arrive pas trop tôt.

Ainsi cette affection confine par certains côtés à la pneumonie lobulaire, par d'autres à l'apoplexie, qui existe manifestement quelquefois. C'est une pneumorrhagie, ou plutôt une *hémo-pneumonie*, état de nature congestive dans lequel l'élément inflammatoire et l'élément hémorrhagique se tiennent plus ou moins en balance ; et selon la prédominance, on a une extravasation sanguine ou une inflammation spéciale.

La lésion qui ressemble le plus à celle-ci, au premier abord, c'est la pneumonie hypostatique, et cela se comprend facilement puisque cette dernière consiste aussi en une stase sanguine ; mais ce n'est là qu'une affaire de pure apparence, car l'une se développe toujours à la partie inférieure et postérieure des poumons, dans les parties déclives, à la suite d'une longue maladie, et surtout chez les vieillards qui ont une circulation paresseuse ; de plus, elle n'a pas de limites tranchées. L'autre est bien circonscrite, elle se montre en un point quelconque du poumon, dans les premiers temps d'une maladie, et elle suit une marche spéciale. D'un côté, c'est une *congestion torpide*, et de l'autre, une *congestion active*.

CHAPITRE V.

MANIFESTATIONS CUTANÉES.

§ 53. — L'appareil cutané a aussi ses manifestations importantes ; elles sont de nature identique à celles que nous avons décrites dans les autres organes.

La chaleur de la peau est toujours notable dans la fièvre typhoïde ; mais tantôt c'est une chaleur âcre, sèche et brûlante, tantôt elle est tempérée par un certain degré d'humidité, de moiteur. Nous ne dirons rien sur l'élévation thermométrique de la température, car ceci ne nous intéresse que médiocrement ; mais ce qui doit attirer davantage notre attention, ce sont les sueurs et la coloration de la peau. Parfois elle est d'un blanc mat, surtout à la fin de la maladie; souvent elle est légèrement rosée, mais dans quelques cas types elle prend une teinte rouge plus ou moins générale qui peut faire croire à l'existence d'une scarlatine, de sorte qu'on est obligé de suspendre le diagnostic quand on ne commet pas d'erreur absolue.

Ces faits et d'autres semblables ont donné lieu à la description de la *fièvre rouge* ; en voici deux exemples :

OBSERVATION XXX.

Fièvre typhoïde. Coloration rouge des téguments externes et internes ; miliaire, sudamina, sueurs abondantes ; taches lenticulaires ; épistaxis répétées ; expectoration sanguine et séreuse considérable ; constipation puis diarrhée ; amaigrissement rapide. Tonique, alimentation. Guérison. Durée 30 jours. Forme hémorrhagique.

Roussel, clerc d'huissier, 30 ans, entré, le 26 juillet 1863, à la Maison municipale de santé, au troistème étage, chambre n° 6, lit n° 1.

Malade depuis huit jours : céphalalgie, insomnie, angine, diarrhée, une tache rosée lenticulaire sur le ventre; pouls petit, à 100 ; peau chaude. — Gargarisme, bouillon, limonade.

Le 27. Teinte rouge de la face et du tronc, particulièrement de la partie antérieure de la poitrine, ce qui fait supposer que c'est une scarlatine, et non une fièvre typhoïde comme je l'ai pensé hier soir, d'autant plus que la tache que j'ai rencontrée hier n'est plus visible. Le malade, qui est dans une chambre à trois lits, est placé immédiatement dans une chambre à un lit pour éviter la contagion aux voisins. Les sueurs sont abondantes, pouls petit. Il y a eu une épistaxis cette nuit. — Toniques.

Les jours suivants, la coloration persiste comme la fièvre ; les taches rosées deviennent indubitables ; des râles muqueux sont entendus dans la poitrine, et le malade rend, en crachant, du sang noir accumulé dans l'arrière-gorge et mêlé de mucosités. Il n'y a plus doute sur l'existence d'une dothiénentérie. Il rentre dans la chambre n° 6 (chambre commune) le 31 juillet.

2 août. Les sueurs et l'expectoration sont très-considérables, l'amaigrissement marche vite. — On donne 1 degré au malade et des toniques pour l'aider à supporter des déperditions énormes.

Le 7. Toujours expectoration sanguinolente ; coloration rouge de la face et des téguments de la poitrine ; transpiration ; fièvre brûlante; pouls à 110. — 1 degré.

Le 9. Épitaxis (1 quart de verre) ; toujours rougeur de la peau, qui est chaude et humide ; sudamina nombreux succédant à une éruption de miliaire ; les taches rosées durent encore; un peu de diarrhée ; 3 ou 4 selles par jour ; râles muqueux partout, excepté aux sommets ; langue humide, rouge et desquamée ; quelques bourdonnements d'oreille ; pas de céphalalgie ; pouls à 100 ; l'amaigrissement est rapide.

Le 10, au soir. Épistaxis, rougeur ; gros râles muqueux dans presque toute l'étendue des poumons ; 35 respirations ; pouls à 100 ; crachats sanglants.

Le 11. Le malade est levé ; il peut à peine se tenir sur les jambes et il est très-maigre ; il continue à cracher du sang noir ; ce sang provient de l'arrière-cavité des fosses nasales ; pouls à 130.

Au soir, il est assis sur son lit, suant et rouge ; pouls fréquent, petit et roide ; épistaxis ; sudamina sur le ventre et la poitrine ; respiration rapide (40) ; toujours des râles. —Demain, 2 degrés ; on continuera le vin et le quinquina.

Le 20. La fièvre est tombée ; à peine quelques râles encore ; pas de sueur, mais la peau est toujours rouge. — Eau vineuse, bordeaux, potion extrait de quinquina, 3 degrés.

Le 23. Ni toux ni expectoration ; rien dans la poitrine ; pas de diarrhée, pas de fièvre. Guérison. — 4 degrés.

Le 25. Le malade s'en va à la campagne ; il commence à reprendre un peu, mais sa maigreur est remarquable.

Outre la prédominance des manifestations cutanées, cette observation nous offre aussi un beau spécimen de la forme hémorrhagique ; plus loin, nous en rencontrerons d'autres.

OBSERVATIONS.

Fièvre typhoïde. Rougeur scarlatineuse des téguments externes et internes ; angine pultacée, sueurs abondantes ; taches lenticulaires ; constipation ; douleurs dans les membres inférieurs ; angoisse précordiale, oppression ; rien d'appréciable au cœur ni dans les poumons ; expectation. Guérison. Durée : 18 jours.

Zœppritz (Rodolphe), 18 ans, garçon de café, né en Prusse, entré, le 12 octobre 1863, chambre n° 9, lit n° 1, au troisième étage. Bien constitué, châtain. Malade depuis 8 jours ; se plaint seulement de courbature et de douleurs dans les jambes, perte d'appétit. On lui a donné de la rhubarbe. Je le vois à son arrivée, debout, marchant assez facilement, pourtant il trouve ses membres inférieurs faibles, mais il n'a ni céphalalgie ni étourdissements ; il paraît en avoir eu un peu ; c'était très-léger. Pas d'épistaxis ; il ne me semble pas avoir de fièvre tout d'abord, mais je le fais mettre au lit, et trois ou quatre heures après, au moment de la visite du soir, il a la peau très-chaude et colorée, la figure rouge, le pouls a 100 ; il est légèrement assoupi. — Tilleul, bouillon.

Le 13. Il s'est beaucoup remué dans son lit cette nuit, sans délire ni rêvasseries pourtant ; sueurs abondantes, soif vive ; ce matin, il sue encore au moment de la visite ; il a toute la surface du corps, et particulièrement la face les mains et les avant-bras, rouges comme dans la scarlatine. Cependant il faut remarquer que cette coloration est rouge vif, au lieu d'être cramoisie ; elle varie de teinte plusieurs fois dans les vingt-quatre heures ; elle est toujours très-remarquable, au point de rendre indécis sur le diagnostic, mais elle augmente avec la transpiration, ou plutôt la transpiration augmente avec elle ; les amygdales, le voile du palais et le pharynx sont très-injectés et parsemés de parcelles blanchâtres ; la langue est rouge, sans enduit humide ; mais il existe sur le ventre, qui est un peu douloureux à la pression, quatre taches rosées lenticulaires ; gargouillement dans la fosse iliaque droite. Il n'avait pas été à la selle depuis son entrée ; ce matin, on lui a donné un lavement simple, et il a rendu immédiatement une quantité notable de matières jaunâtres mi-partie solides et liquides. Il n'y a rien dans la poitrine, le murmure vésiculaire est pur ; pouls assez large, ondulent et peu résistant, à 85. — Tilleul, lavement émollient ; bouillon.

Le 14. Même coloration rouge, sueurs ; se plaint de douleurs dans les jambes ; pouls assez plein, à 100.

Le 15. Toujours rouge; transpiration continuelle, mais non exagérée; pouls moyen, à 104 ; rien dans la poitrine; pas de diarrhée ; toujours des taches rosées.

Les 16 et 17. Rougeur, moiteur; ni délire, ni diarrhée; ne va qu'avec les lavements; langue rosée, pouls à 96. Les choses se passent régulièrement; il est inutile d'en entraver la marche par un traitement quelconque intempestif; favoriser la manifestation cutanée par une douce chaleur au lit. — Limonade, potages.

Le 18. Teinte rutilante de la peau , mais pas de sueurs ni cette nuit, ni ce matin, seulement un peu de moiteur; va bien ; dort la nuit, n'a ni céphalalgie ni étourdissements ; la langue et la gorge sont encore rouges, sans enduits ; pas la moindre épistaxis. Il se plaint d'un peu de gêne à l'épigastre, et vers la région précordiale ; on ne trouve rien. Le ventre est à peine douloureux ; gargouillement dans les deux fosses iliaques ; cependant pas de diarrhée ; les taches disparaissent, l'appétit ne revient pas ; pouls à 84, un peu faible.

Les 19 et 20. Rougeur, moins de gêne précordiale, pouls plus fort.

Le 21. Rougeur , sueur ; les sueurs sont revenues et ont remplacé la simple moiteur ; se plaint d'oppression ; il n'y a rien dans la poitrine. (On appliquera quelques ventouses sèches). Diarrhée depuis deux jours, deux ou trois fois chaque jour.

Les 22 et 23. Va bien, la coloration diminue; le malade maigrit peu ; pouls à 75. — Un œuf.

Le lendemain, un degré. La rougeur disparaît, et le malade sort en bon état le 30 octobre.

Chez les deux sujets dont je viens de rapporter l'histoire, il existait donc vers le tégument externe un fluxus semblable à celui qui existe vers les poumons ou l'encéphale chez d'autres ; mais il n'est pas difficile de saisir que la différence de lieu de la manifestation implique une très-grande différence dans sa gravité, et il est évident que, si l'on pouvait déplacer facilement la congestion, dans certains cas, on arriverait plus sûrement à la guérison de la maladie qu'avec tous les médicaments possibles. En outre, chez le premier malade, en même temps que la fluxion cutanée, il y avait une fluxion bronchique ; et de même que la peau était le siége d'une sécrétion abondante de sueur, les bronches étaient le siége d'une sécrétion abondante de mucosités très-liquides ; mais jamais, à aucune époque de la maladie, ni d'un côté ni de l'autre, le parenchyme pulmonaire n'a été véritablement atteint, pas plus que l'appareil encéphalique. Si on avait supprimé la dérivation puissante qui avait cours vers le tégument externe, croit-on que les organes cérébraux et thoraciques n'en eussent ressenti aucun dommage? c'est ce qu'il nous paraît impossible d'admettre.

La fluxion de la peau apportant aux glandes sudoripares une grande quantité de matériaux d'excrétion activait leurs fonctions, et une sudation salutaire était une crise favorable, un remède sûr, puisqu'elle détruisait un des principaux éléments du mal et en débarrassait l'économie; malheureusement, la même ressource manque pour les organes internes, qui n'ont pas d'émonctoire aussi direct. Cependant, là comme ailleurs, on doit le dire, l'excès est dangereux, et les sueurs trop copieuses, profuses, peuvent être fatales par leur exagération même, en sidérant les forces du malade, qui meurt par suite de déperditions séreuses excessives, équivalant en définitive à des évacuations sanguines immodérées (obs. 13).

§ 54. — Quand les sueurs sont assez abondantes chez un dothiénentérique, et surtout quand elles sont continues, il se développe souvent sur les parties qui en sont le siége une *éruption miliaire*, une éruption de petites *papules rouges*, à la place desquelles on trouve bientôt des *sudamina*. Plusieurs auteurs ont considéré les sudamina comme une éruption spéciale, survenant dans la fièvre typhoïde, presque au même titre que les taches lenticulaires,

11

et n'ayant d'ailleurs aucun rapport avec la sécrétion cutanée. M. le professeur Bouillaud s'est élevé contre cette opinion erronée, et en a démontré le peu de fondement. Comme lui, j'ai fait la remarque que ces vésicules transparentes manquent chez les sujets qui ne transpirent pas, et qu'elles sont nombreuses chez ceux qui transpirent, et précisément dans les régions où les sueurs sont les plus communes. D'un autre côté, elles se montrent dans bien d'autres maladies que celle qui nous occupe; je les ai vues chez des phthisiques, chez des rhumatisants et chez des pneumoniques. Je pourrais citer beaucoup d'observations à l'appui de cette assertion. Enfin j'ai constaté maintes fois, en étudiant soigneusement leur évolution, qu'elles succèdent aux petites papules acuminées rouges dont nous parlions tout à l'heure, et par conséquent que ces deux éruptions sont deux degrés différents d'une seule et même chose. Donc, les sudamina sont une éruption sudorale, ce qui ne les empêche pas d'être un mode de manifestation cutanée fluxionnaire fréquente dans la dothiénentérie.

§ 55. — Outre la *coloration rouge* ou *rosée* indiquant la congestion de la peau, la *miliaire*, les *sudamina* et les *sueurs* qui l'accompagnent et que nous venons d'étudier, les *taches rosées* lenticulaires dont la discrétion ou la confluence n'ont aucune signification, mais dont la présence a souvent une utilité diagnostique incontestable, il se passe encore sur le même tégument quelques phénomènes d'un autre ordre qui méritent une mention de notre part, ne serait-ce que pour remplir notre programme. Je veux parler des *inflammations* et des *hémorrhagies de la peau*. Les *érysipèles*, qui se montrent de préférence vers la face, peuvent suivre une marche régulière, et n'exercer aucune influence décisive sur la maladie, ou bien se présenter comme critiques au même titre qu'une parotide, mal se développer et tirer leur importance de leur valeur pronostique. Notre 38e observation est un exemple de cette espèce; nous aurions pu l'insérer ici, si sa place n'eût été marquée plus loin.

§ 56. — Il n'est pas rare de rencontrer dans la fièvre typhoïde des pétéchies et des taches de purpura. Le malade, de l'observation 38 citée tout à l'heure, qui a eu un érysipèle de la face et de nombreuses hémorrhagies intestinales, nous a également offert une poussée de purpura sur les membres. Chez lui, la dothiénentérie avait pris la forme hémorrhagique, et les manifestations de cette nature eurent toutes lieu vers les téguments interne et externe.

Il a été beaucoup question, principalement dans les journaux de médecine, d'une éruption particulière, l'éruption des *taches bleues*. Elle apparaît quelquefois dans la fièvre putride, mais elle se voit également dans d'autres maladies fort étrangères à cette dernière. Pendant toute la durée de la longue épidémie dont les faits servent de base à ce travail, je ne l'ai rencontrée qu'une seule fois, mais elle était bien remarquable et bien concluante en faveur de certaines idées. Avant d'aller plus loin, je vais donner la relation de l'observation.

OBSERVATION XXXII.

Fièvre typhoïde- Antécédents hémophiliques. Fièvre, courte diarrhée ; taches rosées lenticulaires, taches bleues confluentes, transpiration ; orchite ; dépôt d'urate dans les urines ; rien dans la poitrine ; pas de phénomènes cérébraux ; expectation. Guérison. Durée : 17 jours.

Pellerin (Alfred), 17 ans, employé de commerce, entré, le 10 octobre 1863, à la Maison de santé, chambre n° 28, lit n° 2. Il est malade depuis trois jours; céphalalgie; une légère épistaxis hier, pas de diarrhée. Il a été hier plusieurs fois à la selle à la suite d'un purgatif. Ce qui domine, c'est une fièvre intense; peau brûlante, légèrement moite; pouls plein et large, sans roideur, à 110.

Ce jeune homme est brun, il a le teint coloré, il est d'un embonpoint médiocre, et paraît assez vigoureux pour son âge, quoique d'une taille peu élevée. Il saigne habituellement du nez et fort abondamment; il a les veines bien développées, mais il n'a pas encore d'hémorrhoïdes. Son père a de fréquentes épistaxis, il est affecté d'ulcères variqueux et il se plaint souvent de douleurs rhumatismales.

11 octobre. Les symptômes sont identiquement les mêmes qu'hier soir; seulement, je remarque de plus, ce que je n'avais pu voir alors à cause de l'obscurité, sur toute la surface du corps, sur les membres, sur le tronc, une éruption, que je puis qualifier *confluente* car elle couvre la moitié de la superficie totale du tégument, de taches parfaitement arrondies, de 5 ou 6 millimètres de diamètre, ne faisant aucun relief sur la peau et d'une teinte bleu-foncé ou violacée, elle donne à l'enveloppe cutanée, au premier coup d'œil, un aspect marbré. Cette éruption est composée de véritables macules, ne faisant aucune saillie sur la peau, qui semble au contraire déprimée à leur niveau, mais cette dépression elle-même n'est qu'une pure apparence, une simple illusion d'optique, qui tient à ce qu'elles sont situées dans l'épaisseur même de la peau.

Le 13. Peau chaude, pouls bondissant, à 80; pas de diarrhée; ventre sans douleur ni météorisme; rien dans la poitrine; expectation. — Limonade, bouillon.

Le 14. Pouls à 80. Des taches rosées lenticulaires commencent à apparaître. Le malade ne se plaint de rien, les choses marchent régulièrement.

Le 15. L'éruption des taches bleues persiste telle que nous l'avons décrite; le malade pâlit et maigrit un peu; moiteur de la peau; le pouls est moins fort, à 76; les urines laissent déposer une matière jaunâtre qui ne file pas comme le mucus, mais se dissout par l'acide nitrique, comme les urates. — Limonade, bouillon; bain.

Le 17. Epistaxis de quelques gouttes hier; les taches, loin de disparaître, sont plus foncées; un peu de moiteur. Le malade a la diarrhée depuis deux jours (5 fois en 24 heures). Il ne faudrait pas le purger, car il pourrait survenir des hémorrhagies intestinales. — Bain; potages.

Le 18. Cinq ou six selles par jour. Hier, le malade, étant au bain, s'est aperçu qu'il était pris d'un gonflement testiculaire à gauche

En effet l'épididyme est gros comme dans une épididymite ordinaire ; cependant, malgré un examen minutieux, nous ne lui trouvons pas de chaude-pisse ; il ne l'a pas eue, et même, ajoute-t-il, il ne peut l'avoir eue. Pouls mou, à 96.

Les 19 et 20. L'amaigrissement augmente ; faim ; langue rosée ; pouls petit, mais encore un peu bondissant, à 76 et 80 ; toujours des taches bleues ; les lenticulaires sont nombreuses depuis deux ou trois jours ; l'une d'elles se trouve superposée à un tache bleue. La diarrhée a cessé ; les urines déposent toujours. — Un degré.

Le 21. Teinte marbrée des cuisses et du ventre ; les deux éruptions pâlissent ; pouls à 80.

Les 22 et 23. Le malade va bien, à peine de la fièvre ; l'épididymite persiste ; il n'y a pas d'épanchement dans la tunique vaginale. — Deux degrés d'aliments.

Le 25. Les taches ont disparu, l'orchite a beaucoup diminué,

Le 31, le malade part en bon état pour la campagne.

C'est la première fois que je rencontre une orchite survenue sans cause locale appréciable dans le cours d'une dothiénentérie ; je me contente pour le moment de mettre ce fait en relief, sans y insister, et je reviens aux taches bleues, sur lesquelles j'ai encore quelques mots à dire.

Certains médecins les ont regardées comme constituant une éruption spécifique qu'ils ont rapprochée de l'éruption lenticulaire. Ces deux mots, *éruption spécifique*, sont l'expression de deux erreurs. L'exemple précédent nous démontre effectivement, par la superposition d'une tache rosée à une tache bleue, et par la dépression apparente de la peau au niveau des taches bleues, que celles-ci sont dans l'épaisseur du tégument, et plusieurs observateurs les ont notées dans des affections tout à fait différentes de la fièvre typhoïde. Ce n'est donc ni une éruption spécifique, ni même une éruption. Pourquoi les a-t-on comparées aux papules lenticulaires, non pas au point de vue de la forme et de la ressemblance objective, mais de la nature et de la signification ? Je ne trouve pas de raisons en faveur de cette opinion, j'en trouve beaucoup contre. Les taches bleues se montrent particulièrement chez les hémophiliques et dans les affections congestives ; elles paraissent constituées non par une infiltration sanguine, mais par un arrêt de circulation dans les capillaires : c'est une manifestation hémorrhagique. On a dit qu'elles étaient un signe de bénignité : la chose est possible, puisqu'elles indiquent que le fluxus sanguin se porte vers des organes externes, dont les affections, dans la dothiénentérie, sont d'une médiocre gravité.

CHAPITRE VI.

MANIFESTATIONS DU CÔTÉ DU SYSTÈME CIRCULATOIRE.

I.

Altérations du sang.

§ 57. — Je ne parlerai pas dans cet article des lésions trouvées dans l'endocarde et le péricarde à l'autopsie des sujets de nos 4ᵉ et 24ᵉ observations, car ces faits sont trop exceptionnels pour que je m'en occupe ici ; ils ont d'ailleurs été mentionnés précédemment. Je ne m'étendrai, au sujet du système circulatoire, que sur les questions générales soulevées par la clinique et l'anatomie pathologique, et qui ont été résolues si différemment par les auteurs. Ces questions ont trait aux altérations du sang et à leurs conséquences.

De tout temps on a pensé que le sang devait être altéré dans les fièvres ; on admettait qu'il tendait à une sorte de dissolution, de décomposition. Les travaux de M. Bouillaud

et de MM. Andral et Gavarret ont démontré que ces opinions traditionnelles sont parfaitement fondées.

§ 58. — Quand on veut déterminer les changements
survenus dans la composition du sang, on y recherche
l'augmentation de la fibrine (phlegmasies); la diminution
de la fibrine (pyrexies), la diminution des globules (anémie), la diminution de l'albumine (albuminurie), on s'arrête
généralement là, quoiqu'il soit certainement désirable
qu'on aille plus loin.

« Dans la fièvre typhoïde, disent MM. Andral et Gavarret, quelle que soit la période à laquelle on examine le
sang, on ne trouve jamais la fibrine élevée au-dessus de
son chiffre physiologique ; elle le conserve assez souvent,
mais souvent aussi elle s'abaisse au-dessous de lui, offrant
ainsi une manière d'être inverse de celle qu'elle offre dans
toutes les phlegmasies. En outre, tandis que dans celles-ci
la fibrine augmente en raison directe de l'intensité de la
maladie, dans la fièvre typhoïde, au contraire, la fibrine
diminue en raison directe de la gravité de cette fièvre. La
fièvre typhoïde est de toutes les maladies celle où nous
avons vu le chiffre de la fibrine descendu le plus bas. Quant
aux globules, tandis que dans la phlegmasie ils se montrent assez souvent avec un chiffre peu élevé dès le début
de la maladie, dans la fièvre typhoïde, c'est une tendance
inverse qui a lieu : plus on examine le sang à une époque
rapprochée de l'invasion de la fièvre, plus on trouve de
cas dans lesquels non-seulement les globules n'ont pas diminué, mais dans lesquels ils ont augmenté d'une manière
très-notable. En résumé, une diminution de la fibrine d'autant plus marquée et plus considérable que la fièvre typhoïde a elle-même plus de gravité, voilà le trait caracté-

ristique de l'altération du sang dans cette maladie. Un autre trait qui pourrait être considéré comme une conséquence du premier, c'est un excès de globules par rapport à la fibrine ; mais dans les premiers temps il n'y a en réalité (et cela même pas toujours) qu'excès de globules, et la fibrine n'est alors en moins que par rapport à eux. »

A la suite de ces paroles, je ne me permettrai qu'une simple réflexion : il est dit que « dans les premiers temps il y a eu (et cela pas toujours) excès de globules, » c'est-à-dire pléthore : donc cette pléthore n'a pas toujours existé, puisque les globules *n'ont pas toujours* été en excès. Mais ont-ils été quelquefois *en défaut ?* MM. Andral et Gavarret semblent le nier implicitement, et pourtant cette négation est-elle l'expression de la vérité absolue ? Je n'ai jamais fait d'analyse du sang, mais j'ai souvent ausculté le cœur et les vaisseaux des malades atteints de dothiénentérie : eh bien, j'y ai maintes fois entendu un bruit de souffle anémique, et dans des cas où toute idée d'une affection organique du cœur devait être éloignée. La quantité de globules était donc diminuée. Je n'ai pas l'intention de hasarder une contestation si petite qu'elle soit, mais je veux faire une simple remarque clinique qui, je crois, n'est pas sans valeur, pour apprécier les détails du diagnostic et surtout du pronostic : il m'a paru évident que la fièvre typhoïde maltraitait moins cruellement les individus anémiques, que les pléthoriques. A l'appui de cette réflexion, je pourrais rapporter vingt observations fort concluantes, prises en 1862 à la Charité dans le service de M. le Dr Pelletan ; je pourrais les comparer à vingt autres dont les sujets se trouvaient en même temps dans les mêmes salles, et mettre en regard d'un autre côté les dothiénentéries des hommes et les dothiénentéries des femmes, qui sont si souvent chlorotiques ;

mais je me contenterai de signaler un seul fait qui se trouve tout au long dans cette thèse, et dont les diverses circonstances seront consultées en détail par ceux qui désireront les connaître (obs. 40). Au plus fort de la redoutable épidémie qui a sévi cette année avec tant d'intensité, entrait à la Maison de santé, dans le service de M. Cazalis, un jeune homme qui offrait tous les signes d'une fièvre typhoïde grave à forme cérébro-spinale ; il avait un bruit de souffle au premier temps du cœur et un bruit de diable dans les vaisseaux du cou; il était pâle, décoloré, il était profondément anémique ; cependant il avait un violent délire la nuit ; les jours suivants, perte de connaissance, tremblements des lèvres et des doigts, contractures des muscles des membres et de la région postérieure du tronc, strabisme, hyperesthésie. Il resta pendant trois jours dans le coma, abandonné à une mort qui paraissait inévitable, avec une potion de musc et extrait de quinquina, qu'on n'arrivait jamais à lui faire prendre complétement. Cependant aux contractures succéda la résolution, et un matin nous le trouvâmes éveillé, les yeux ouverts, n'ayant pas encore repris connaissance, mais évidemment en meilleur état. Une énorme eschare s'était formée au sacrum, et la guérison, lente sans doute, devait être obtenue. Pendant ce temps-là, d'autres sujets beaucoup plus vigoureux mourraient, sous le coup des mêmes symptômes, avec une rapidité effrayante. Incontestablement l'eschare de la région sacrée a joué un grand rôle dans l'heureuse issue de la maladie, mais l'état du sang a-t-il été sans influence? Je suis loin de le penser. Il y a déjà bien des années que l'illustre professeur de clinique de l'hôpital de la Charité proclame, que dans les entéro-mésentérites graves les émissions sanguines font merveille. Pas plus que lui-même, je

ne les emploierais dans les cas bénins, comme ceux auxquels nous étions habitués dans ces derniers temps ; mais,
au milieu d'une épidémie aussi meurtrière que celle que
nous venons de traverser, y aurait-il à hésiter ? C'est ce
que nous examinerons à l'article *Traitement*.

§ 59. — Après avoir rapporté les caractères chimiques
ordinaires du sang dans la fièvre typhoïde, je vais parler
de ses caractères physiques. Pour cela, je ne puis mieux
faire que de transcrire ici deux pages de la *Clinique médicale de la Charité* (tome I, page 307). Il sera facile de véri-
rifier par la lecture de nos observations, et particulièrement des 23e, 24e, 29e, etc., que la description suivante
concorde admirablement avec ce que nous avons vu. Voici
comment s'exprime M. Bouillaud : « Dans la période de
l'entéro-mésentérite, où les phénomènes inflammatoires
l'emportent sur les phénomènes typhoïdes proprement dits
ou putrides, le sang n'a pas encore très-notablement perdu
de sa consistance, et le caillot peut se couvrir d'une couenne
générale ou partielle, mais *jamais*, dans cette forme même
de la maladie, le caillot n'éprouve de retrait bien notable,
ne présente des bords retroussés, et n'offre cette consistance glutineuse que je signalerai plus tard en parlant de
la pneumonie, du rhumatisme, etc. ; et dans les cas où une
couenne se développe à la surface du caillot, *jamais* elle
ne présente cette épaisseur, cette fermeté, cette sorte d'or-
ganisation membraneuse, dont le type se rencontre dans le
rhumatisme articulaire aigu et la pleuro-pneumonie.
Dans la période de la maladie où les phénomènes typhoïdes ou putrides sont tellement prononcés qu'ils absorbent
pour ainsi dire en grande partie les phénomènes inflammatoires, le caillot du sang est constamment plus mou qu'à

l'état normal, et cette mollesse, susceptible de plusieurs degrés, peut être telle que le sang ne forme plus qu'une pulpe diffluente, qu'un magma noirâtre, comme si la portion plastique ou coagulable était dissoute et en quelque sorte délayée dans la sérosité. Dans les cas de ce genre (et nous en avons rapporté un certain nombre), s'il se forme une couenne, elle est mollasse, infiltrée, gélatiniforme, semblable à une couche de graisse à peine figée, ou à ces concrétions polypiformes diffluentes que l'on rencontre parfois dans les cavités du cœur et dans les gros vaisseaux.

« . . . . *Cette altération* du sang (car ce mot est ici d'une rigoureuse exactitude), ce *ramollissement* du sang est un phénomène aussi constant qu'aucun de ceux qu'on a considérés comme les caractères essontiels de l'état typhoïde....

« C'est dans les degrés encore peu prononcés du ramollissement ou de la dissolution typhoïde du caillot que la sérosité commence à perdre cette transparence parfaite qu'elle présente dans les phlegmasies franches et légitimes, et même dans les cas où l'on a pratiqué des saignées de simple précaution, comme on dit, chez des personnes qui n'éprouvaient aucun mouvement fébrile. A mesure que la dissolution du sang se prononce davantage, la sérosité se charge d'une plus grande quantité de matière colorante, et il peut enfin arriver un moment où, comme nous l'avons noté, le caillot et la sérosité sont confondus pour ainsi dire en une seule masse caillebottée , diffluente et de consistance d'un sirop épais. »

Sur le cadavre j'ai pu constater presque toujours que le sang était divisé en une foule de grumeaux noirâtres et poisseux sans consistance ; cet état de diffluence nous semble suffisamment expliquer ces stases sanguines, ces congestions si fréquentes dans la dothiénentérie et les hémorrhagies qui les suivent souvent. Cependant il ne faudrait pas en exagérer la portée, et oublier que la plupart de ces fluxions hématiques, dont nous avons parlé précédemment, sont manifestement actives.

§ 60. Voilà pour la qualité du sang des sujets affectés de fièvre typhoïde, mais il ne serait pas inutile de rechercher quelle est sa quantité à certaines époques de la maladie, sa quantité relative bien entendu, puisque sa quantité absolue à l'état de santé est encore indéterminée. Cette étude me paraît avoir été négligée par les observateurs, et cela est facile à comprendre, car les idées qui ont cours aujourd'hui détournent tout à fait de la voie fertile de l'hématologie. On oublie qu'avec les solides il y a aussi dans l'économie des liquides dont les altérations n'ont pas moins d'importance que ne leur en a attribué M. Bouillaud, qui a réagi avec tant d'autorité et de talent contre une foule d'opinions banales acceptées sans contestation, parce qu'elles étaient présentées par des hommes d'ailleurs justement estimés. Mais le professeur de la Charité lui-même a laissé dans l'ombre la question que je soulève en ce moment.

Il est bien difficile de déterminer pendant la vie, d'une façon tant soit peu rigoureuse et même approximative, la quantité du sang que renferment les vaisseaux d'un individu atteint de dothiénentérie ; l'état du pouls ne donne sur ce point que des renseignements insignifiants.

L'auscultation du cœur et des gros troncs vasculaires, si utiles pour le diagnostic de l'*hydrémie* ou de l'*aglobulie*, est tout à fait impuissante à nous faire reconnaître la véritable *anémie* (α privatif et αιμα); de sorte que nous sommes, la plupart du temps, réduits à des conjectures, et l'habitude seule et l'induction peuvent nous conduire à la vérité.

Je ne fus pas médiocrement surpris en faisant, dans le courant du mois de juillet 1863, l'autopsie d'un do-thiénentérique mort subitement, au moment où il paraissait sur le point d'entrer en convalescence, de trouver le système circulatoire, veines comme artères, presque complétement vide de sang. Il n'y avait pas de lésions importantes des organes ; un peu de congestion méningo-céphalique, dernières traces de ce qui avait existé antérieurement, une légère pneumonie hypostatique. Si l'on considère ces lésions con-gestives et les divers symptômes qui précédèrent la terminaison fatale, et qui n'étaient pas de nature à la faire pré-voir, aussi rapide du moins, puisque le plus fort de la maladie semblait passée, il n'est pas douteux qu'il ne faille presque exclusivement l'attribuer à l'absence du liquide nourricier : *l'huile manquant, la lampe s'est éteinte* (1). Malgré mon étonnement résultant de ce que je n'étais guère prévenu de la possibilité d'un pareil état de choses, sur-tout chez un sujet qui n'avait éprouvé aucune déperdition sanguine directe, je n'hésitai pas à admettre cette conclu-sion qui est incontestablement rigoureuse (obs. 33).

A quelques jours de là, un autre de nos malades qui avait, il est vrai, une broncho-pneumonie et des accidents cérébraux, mourut également de syncope. Nous ne pûmes ouvrir le cadavre; mais en rapprochant cet exemple du précédent, et surtout en appréciant les énormes évacua-

---

(1) Lavoisier, *Mémoires de l'Académie des sciences*, 1789, p. 573 et suiv.

tions diverses, sanguines et séreuses, qui eurent lieu chez lui, il devient évident que la masse de son sang était singulièrement altérée et réduite (obs. 34).

Depuis que notre attention est attirée sur ce point, nous examinons soigneusement les vaisseaux dans toutes nos nécropsies. Nous les avons trouvés presque vides, comme dans le fait signalé tout à l'heure chez des individus qui ont succombé d'une façon tout à fait différente des premiers et qui présentaient principalement des lésions cérébro-spinales. Les observations de Vasse et de Marchal (23 et 24), sont remarquables sous ce rapport comme sous bien d'autres. *La destruction du sang est très-rapide,* la reconstition n'est que beaucoup plus lente.

Lorsque Chauvel (obs. 46), entra à la maison de santé au huitième jour d'une dothiénentérie survenue à la suite d'un rhumatisme musculaire de deux mois de durée, il mourait littéralement d'inanition, quoique bien près encore du début de la fièvre typhoïde ; il a été guéri par l'alimentation et les toniques. On n'est pas souvent aussi heureux que nous l'avons été dans ce cas, car pour cela il faut arriver à temps. D'ailleurs quelquefois, malgré le régime le mieux approprié, le sang ne se reconstitue pas assez vite. Les organes qui lui servent de *laboratoire vivant*, si je puis m'exprimer ainsi (poumons, foie, rate), sont frappés d'une désastreuse inertie. La *destruction sanguine* est telle que la réparation ne peut la suivre, et chaque jour on perd du terrain. Quelle immense portée ont ces faits au point de vue thérapeutique ! «Comme dans la respiration (qui consomme de l'hydrogène et du carbone et qui fournit du calorique), dit notre illustre Lavoisier, que nous citions tout à l'heure, c'est la substance même de l'animal, c'est le *sang* qui fournit le combustible ; si les animaux ne réparaient pas habituellement par les aliments ce qu'ils perdent par la respiration, l'huile manquerait bientôt à la lampe, et l'animal périrait comme une lampe s'éteint lorsqu'elle manque de nourriture. »

§ 61. — Le sang est assujetti à des variations compatibles avec l'état de santé, ce sont les variations physiologiques et à des modifications plus profondes qui dépendent de l'état de maladie. Outre les changements déjà mentionnés et qui s'observent dans la fièvre typhoïde, tels que la coloration noirâtre, l'apparence diffluente et poisseuse, la diminution de la fibrine, il en existe évidemment d'autres beaucoup plus importants, dont ceux-là ne sont probablement que le résultat et la traduction physique. Malheureusement la chimie n'a pu encore pénétrer le mystère des altérations élémentaires des diverses parties constituantes du sang, altérations dont la connaissance pourrait éclairer d'une façon définitive la physiologie pathologique. Elle n'a révélé que la diminution de la fibrine dans la dothiénentérie ; ajoutons pourtant, comme un fait acquis à la science, l'augmentation du phosphate de chaux et la diminution de l'oxygène. Nous avons également remarqué la prédominance de la graisse qui, dans certains cas, s'accroît d'une façon très-notable dans le liquide nourricier. La disparition graduelle de l'oxygène et l'accumulation progressive des matières adipeuses sont incontestablement deux phénomènes corrélatifs. La combustion des aliments respiratoires ne peut en effet avoir lieu sans air vital. Nous avons expliqué antérieurement, à propos des lésions du foie, les troubles qui suivent ces altérations du sang dans les fonctions et dans la nutrition des viscères, et l'action en retour des états pathologiques de ces derniers sur la constitution du sang. Ses changements de composition, en effet, peuvent tenir au génie même de la maladie, mais plusieurs dépendent vraisemblablement des désordres survenus dans le jeu régulier des appareils, qui exercent une si grande influence sur sa production et sur sa régénération. Nous n'avons pas la prétention de nous engager dans l'intimité de ces phénomènes morbides, et de rechercher les transformations invisibles et profondes qui se passent dans le dernier élément des tissus, quand la physiologie normale des organes est enveloppée de tant de ténèbres.

Je vais rapporter immédiatement deux des observations dont j'ai donné l'analyse, il n'y a qu'un instant. Je les ferai suivre de quelques exemples de *fièvre putride hémorrhagique*, afin de ne pas scinder l'unité de la description qui viendra après.

OBSERVATION XXXIII.

Fièvre typhoïde. Ataxo-adynamie ; broncho-pneumonie ; taches, etc. Mort subite. Lésions pulmonaires et cérébrales en voie d'amélioration ; pas de sang dans les veines. Plaques et follicules ulcérés.

Brun, coiffeur, 35 ans, entré le 12 juillet à la Maison municipale de santé, chambre 28, lit 3, troisième étage, avec les symptômes initiaux d'une dothiénenterie ; céphalalgie, étourdissements, diarrhée, météorisme, fièvre. Quelques jours après l'entrée, les phénomènes ataxo-adynamiques se déclarent nettement, rêvasseries, délire, carphologie, pouls faible et rapide ; râles sibilants dans la poitrine. — Limonade, bouillon.

Du 17 au 20, assoupissement, subdélirium, selles diarrhéiques involontaires, ballonnement du ventre, taches rosées lenticulaires, respiration rapide et suspirieuse ; râles sous-crépitants à gauche, sibilants et muqueux à droite, dans une assez petite étendue ; pouls mou, à 90. — Limonade, bouillon ; lavement.

Les jours suivants, amendement des symptômes cérébraux, un peu de diarrhée et de sueur. Le malade paraît mieux ; une seule chose nous frappe, sa faiblesse (adynamie).

Le 24. Mort subite dans la nuit. Il paraît que deux heures avant la terminaison funeste, la *surveillante* avait trouvé le malade plus abattu ; mais le changement apparent survenu dans son état ne lui sembla pas assez marqué pour envoyer quérir l'interne de garde.

A l'autopsie, les sinus de la dure-mère ne contiennent que peu de sang ; injection et arborisations des membranes, coloration rosée superficielle en quelques points des circonvolutions; congestion de la substance grise en ces points. Quelques filaments blanchâtres, lactés, et quelques corps riziformes sur la face convexe des hémisphères; pas de liquide dans les ventricules ni entre les membranes. Les lésions encéphaliques étaient évidemment, comme les symptômes l'indiquaient, en voie de réparation.

Pneumonie hypostatique très-peu étendue à la partie inférieure des poumons ; tissu rouge-brun, plus ferme, sans grande friabilité, laissant écouler à la coupe un liquide écumeux séro-sanguinolent. Une seule chose nous étonne vivement et attire toute notre attention : le cœur est flasque et mou, vide et décoloré ; le système circulatoire ne contient pas de sang; les gros troncs veineux, les veines iliaques, les deux veines caves, les mésaraiques, la veine-porte, sont humides à l'intérieur, mais dans la plus complète vacuité. Le foie est exsangue. La rate est peu augmentée de volume. La muqueuse de l'iléon présente une vingtaine de plaques ou follicules hypertrophiés ou boursouflés, quelques-uns ulcérés.

OBSERVATION XXXIV.

Fièvre typhoïde avec prédominance cérébro-spinale. Délire, somnolence; tremblement des mains, raideur douloureuse des muscles postérieurs du tronc ; station assise impossible; respiration anxieuse et saccadée ; broncho-pneumonie; taches lenticulaires; constipation, puis diarrhée; hémorrhagies intestinales, Mort subite.

Ziegenhager, employé de commerce, 20 ans (né à Strasbourg). entre le 16 juillet 1863, à la Maison de santé, chambre n° 17, lit n° 3, avec les symptômes de la dothiénentérie.

21 juillet. Diarrhée modérée, météorisme, taches rosées lenticulaires, insomnie, agitation et subdélirium la nuit ; râles sous crépitants dans les deux poumons, peau chaude, pouls onduleux à 115, — Pectorale, bouillon.

Le 22 . Délire la nuit, hémorrhagie intestinale peu abondante. L'éruption des taches est confluente. — Potion avec musc.

Le 23. Pâleur ; somnolence, paroles sensées; peu de diarrhée, ballonnement du ventre ; pouls vif, à 120.—Potages, bouillons; chiendent nitré; lavements de camomille.

Le 24. Deux selles sanglantes hier, une ce matin ; la quantité de sang n'est pas très-considérable, elle ne dépasse pas trois quarts de litres. — Respiration serrée ce matin, râles sous-crépitants, moiteur de la peau, pouls encore résistant. — Un bain.

Le 25. Il n'y a pas eu de délire cette nuit ; broncho-pneumonie des deux côtés, mais plus étendue à droite ; râles sous-crépitants, submatité ; pouls à 120. — Ventouses scarifiées ; potion avec kermès.

Le 27. Pas de sommeil ; respiration anxieuse, saccadée, 52 par minute ; cependant les râles ont diminué, muqueux à droite, sous-crépitants à gauche. Il n'est pas facile d'ausculter le malade, car il a une raideur douloureuse dans les muscles postérieurs du tronc, diarrhée ; pouls faible, à 120 : amaigrissement.— Appliquez un vésicatoire sur la poitrine, à droite, pendant quatre ou cinq heures. Toniques, quinquina, vin, bouillon, tapioca ; lavements de tilleul avec addition de deux cuillerées de poudre de charbon ; frictions avec vinaigre aromatique.

Le 28. Délire et agitation la nuit, amaigrissement, pâleur, respiration serrée (48), tremblement des mains ; diarrhée abondante, météorisme.

Au soir, traits tirés, yeux largement ouverts ; respiration anxieuse à 44 ; râles sous-crépitants à droite, peau sèche, pouls à 140 ; agitation.

Le 29. *Idem*, mais moins d'agitation ce matin, délire la nuit, 44 respirations, langue dure et sèche ; pouls mou, à 130.

Sulfate de quinine, 60 centigrammes ; extrait de quinquina, camphre 0,20 ; un large vésicatoire à chaque cuisse.

Le 30. Mieux apparent ce matin ; respiration plus profonde et moins fréquente ; pouls faible, intermittent, ralenti, peau moite ; diarrhée abondante, langue collante et humide.

Le 31, le malade est mort subitement hier soir.

II.

Hémorrhagies.

OBSERVATION XXXV.

Fièvre typhoïde avec hémorahagies abondantes. Diarrhée peu marquée ; fièvre, taches lenticulaires ; délire, accidents cérébraux graves imminents, deux énormes épistaxis ; somnolence, faiblesse. Toniques et alimentation. Guérison. Durée : 18 jours.

Rongier (Antoine), 25 ans, journalier, entre le 16 avril 1863, à la Maison de santé, 3e étage, chambre n° 5, lit n° 2, après quatre jours de céphalalgie, étourdissements, douleurs de ventre et fièvre. — Limonade, bouillon; lavements.

Le 20. Diarrhée, trois ou quatre selles par jour, un peu de météorisme, taches rosées lenticulaires sur le ventre, langue rouge, rien dans la poitrine, céphalalgie, subdélirium léger la nuit; pouls large, à 90. — Un bain.

Le 21. Hier, dans la journée, au bain, épistaxis considérable; le pouls est encore fort.

Le 22. Le malade a été tranquille la nuit.

Le 23. A partir d'hier soir, il a eu un peu d'agitation et de subdélirium, insomnie. Ce matin, énorme épistaxis ; le pouls est mou, à 70. — Eau vineuse au quinquina, bouillon.

24. Il a dormi beaucoup cette nuit.

Depuis ce jour, il est faible et presque toujours endormi; cependant on le tire facilement de son sommeil, mais il y retombe immédiatement; la fièvre est très-modérée ; aucun phénomène grave ne se montre vers les organes thoraciques ou cérébraux, ni vers les intestins. — Il faut alimenter et tonifier, l'indication est formelle ; poulet, bifteck.

1er août. Tout marche régulièrement, la somnolence seule persiste ; le malade dort, quand il ne mange pas : son appétit est médiocre.

Le 5, Il commence à se lever.

Le 22, Il part pour l'Auvergne en bon état.

Voilà une *forme hémorrhagique type*. La perte de sang a jugé la maladie et surtout l'une de ses graves manifestations qui menaçait (manifestation cérébrale). Cette observation est le pendant de l'observation 30. Ici l'hémorrhagie est abondante et rare, là elle est modérée et journalière.

La guérison est plus rapide dans le premier cas que dans le second. On comprend quels enseignements thérapeutiques on peut tirer de là.

OBSERVATION XXXVI.

Fièvre typhoïde avec hémorrhagies répétées. Délire énergique, agitation excessive, insomnie ; violences ; cinq épistaxis assez abondantes ; râles sibilants; constipation puis diarrhée légère, subdélirium ; trois hémorrhagies intestinales; taches. Toniques. Guérison. Durée : 20 jours.

Malherbe, 19 ans, employé de commerce, entre, le 25 juillet, à la

Maison municipale de santé, service de M. Cazalis, 3ᵉ étage, chambre 18, n° 1.

Malade depuis cinq jours. Céphalalgie, étourdissements, tintements d'oreille ; diarrhée, météorisme, langue rouge à la pointe ; pouls fort, à 100 ; peau chaude. — Limonade, bouillon.

27 juillet. Insomnie, délire violent la nuit, agitation extrême ; il a voulu se jeter par la fenêtre, et a battu la garde qui l'a arrêté, ce matin, vers six heures épistaxis abondante ; il est plus calme, mais son pouls est encore bondissant.

Le 28. Un peu de sommeil hier pendant le jour ; nuit agitée ; mais beaucoup moins que la précédente ; pas de diarrhée.

Le 29. Délire bruyant pendant la nuit ; épistaxis, somnolence ce matin ; pouls moyen, à 100.

Le 31. Le délire et l'agitation continuent, avec moins de violence pourtant, pendant l'obscurité ; quand le jour arrive, il survient un peu de sommeil.

1ᵉʳ août. Epistaxis considérable, 300 gr. environ.

Le 2. Mieux sensible, nuit tranquille ; pouls mou, à 95. — Un peu de diarrhée, apparition des taches rosées sur le ventre, un ou deux râles sibilants dans la poitrine. — Bouillon, potages, décoction de quinquina, potion avec quinquina et thériaque.

Le 4. Langue croûteuse et dure, ventre non douloureux, pas de gargouillement, éruption confluente de taches, peau chaude ; — pouls redoublé, à 90 ; respiration tranquille, quelques râles sibilants. — Décoction de quinquina, potion kina, bordeaux, potages ; lavements de quinquina, frictions aromatiques.

Le 5. Le malade dort peu, subdélirium, loquacité tranquille la nuit, somnolence le jour, hébétude, ne souffre nullement ; les taches pâlissent, pas de sueurs, à peine quelques râles dans les bronches, langue sèche et rouge ; pouls mou et redoublé, à 85. — Epistaxis hier et aujourd'hui, 1 demi verre chaque fois. Eau vineuse au quinquina, bordeaux ; frictions avec vinaigre aromatique.

Le 6. Hémorrhagie intestinale peu abondante. Hier soir, un peu de diarrhée, pouls bondissant. — Un bain s'il reparaît du sang.

Le 7. A encore rendu 1 demi verre de sang par l'anus, a eu son bain ; potages, œufs.

Le 8. Encore un peu de sang dans les selles hier soir ; sommeil calme. Le délire a complétement disparu depuis plusieurs jours. Pâleur de la face, peau fraîche ; pouls lent, à 65 ; langue rouge à la pointe, avec un enduit jaunâtre ; rien dans la poitrine. Les taches persistent.

Même traitement ; un degré d'aliment.

Le 10. Le malade va très-bien, se lève, est allé au jardin ; il est guéri ; le pouls est assez large, la faiblesse est bien moindre qu'on ne pourrait le craindre à la suite de pertes de sang si répétées.

Le 14, départ pour la campagne.

Forme hémorrhagique bien nette, épistaxis, puis hémorrhagies intestinales presque journalières, de 100 à 150 grammes à peu près chaque fois, pendant tout le cours de la maladie, qui n'a pas été longue.

Nous pourrions citer encore bon nombre d'exemples prouvant l'influence souvent heureuse des hémorrhagies.

OBSERVATION XXXVII.

Fièvre typhoïde. Taches lenticulaires, etc.; trois hémorrhagies intestinales; furoncles, abcès multiples. Guérison. Durée : 21 jours. Refroidissement; pleuro-pneumonie accidentelle. Guérison. Durée totale : 38 jours.

Dubettier, 25 ans, domestique, entré, le 12 août, au n° 28 (3e étage), à la Maison de santé, au huitième jour de sa maladie, en apparence assez peu souffrant, avec céphalalgie, étourdissements, langue blanchâtre; pouls assez fort, à 90; coloration rosée des téguments, taches lenticulaires.

Le 18 août, hémorrhagie intestinale qui se reproduit le 20 et le 21, on donne des bains. Le malade pâlit, le pouls s'affaiblit, et rien ne se reproduit jusqu'au 23.

Le 24, apparaissent alors de gros furoncles au front et aux fesses, et des petits ailleurs.

Le 26. Tout va bien , le malade se lève.

Le 28. Le malade se plaint d'un point de côté qui l'a saisi à la suite d'une petite promenade dans le corridor. — Pilules digitale et kermès.

Le 29. Les furoncles suppurent, ce sont de véritables abcès ; celui de la marge de l'anus s'est ouvert seul ; j'en ouvre un autre en avant de l'oreille droite, il sort du pus. La fièvre, qui avait presque cessé, a repris avec le point de côté (à droite) ; on entend en arrière de l'expiration soufflante et de la bronchophonie : pleuro-pneumo-

nie accidentelle survenue au commencement de la convalescence.

Le 3. Un peu de subdélirium cette nuit, peau chaude, pouls à
110 ; coloration rouge de la pommette gauche, expectoration peu
abondante, visqueuse, sans couleur spéciale. Les râles sous-crépitants ont remplacé le souffle.

Le 7. La pneumonie est résolue, râles muqueux en petit nombre,
encore de la fièvre, le malade pâlit et maigrit ; il demande à manger, supprimer le kermès ; bouillon.

Le 10. Deux œufs , 1 degré, vin.

Le 20, la guérison est complète.

OBSERVATION XXXVIII.

Fièvre typhoïde. subdélirium, épistaxis ; quelques râles sibilants ; taches
lenticulaires ; angine pultacée ; diarrhée ; énorme hémorrhagie intestinale
suivie de cinq ou six petites ; purpura, érysipèle de la face. Mort. Durée,
19 jours.

Mosquet, 24 ans, jardinier, entre, le 15 août, à la Maison de
santé, 3e étage, chambre 28, lit 1. Il est malade depuis quinze jours,
mais il ne s'est mis au lit que depuis huit jours. Il a été purgé ;
il a eu de la céphalalgie qui est passée, pas d'épistaxis ; insomnie ;
coloration rouge de la face et des téguments, quelques fuliginosités
sur les dents, langue rouge, toux, râles sibilants ; pouls mou, à 90 ;
— Limonade, bouillon ; lavements.

Le 17. Epistaxis de quelques gouttes, taches rosées lenticulaires
sur le ventre, diarrhée.

Le 20. Rêvasseries pour la première fois cette nuit. Hémorrhagie
intestinale considérable, 1 litre et demi, cependant le pouls est encore large, à 108 ; mais mou et dicrote ; peau chaude, avec coloration rosée ; ventre plat ; les taches pâlissent, enduit noir sur les
dents, langue sèche, angine pultacée, rougeur du voile du palais,
et véritables fausses membranes sur les piliers, rien dans la poitrine.

Décoction de quinquina ; potion avec extrait de ratanhia, 1 gr. ;
bouillon ; collutoire borax et miel rosat, gargarisme ; bain.

Les 21 et 22, nouvelles hémorrhagies intestinales, peu abondantes il est vrai.

Le 23. Hier soir, le malade a rendu environ 300 grammes de liquide noir ; depuis ce moment, il va à la selle toutes les deux ou trois heures et fait un peu de sang à chaque fois ; pouls à 100, vif et sans ampleur ; peau médiocrement chaude, langue sèche. — Bain, ratanhia, eau vineuse au quinquina ; bouillon, potage.

Le 24. Encore des selles sanglantes ; pouls à 108, assez bon. Le malade se soutient, il est toujours coloré. — Bain ; cataplasmes sinapisés sur le ventre.

A la visite du soir. — Il a été deux fois à la garde-robe aujourd'hui, les selles sont légèrement foncées en couleur, mais, s'il y a du sang, il y en a bien peu. Le nez est gonflé et un peu rouge jusqu'à deux centimètres de la racine, où il existe un rebord de coloration jaunâtre ; érysipèle commençant. Il n'y a pas eu de frisson ; le pouls est assez vif, à 110, et la langue rouge.

Le 25. Le sang n'a pas reparu, l'érysipèle gagne lentement ; pouls assez résistant, à 130.

Le 26. L'érysipèle se développe avec peine, il arrive au front ; pouls à 112, moins roide ; taches de purpura sur l'abdomen, au niveau de la fosse iliaque droite.

Au soir, le malade se plaint de douleurs de ventre ; l'érysipèle n'a pas progressé depuis ce matin, le gonflement ne se fait pas franchement ; pouls à 120.

Mort le 27, à cinq heures du matin.

L'autopsie a été refusée.

§ 62. — Les hémorrhagies sont communes dans la fièvre typhoïde. Nous avons vu que cette maladie avait trois modes de manifestations : 1° la forme congestive simple, 2° la forme congestive inflammatoire, 3° la forme hémorrhagique. Cette dernière est sans aucun doute, la plus importante, soit par sa gravité, si elle attaque les organes internes, tels que le cerveau et le poumon, soit par son influence souvent avantageuse, si le sang, au lieu d'être épanché dans les tissus, est évacué au dehors.

Ces trois formes morbides existent, bien entendu, souvent ensemble dans le même appareil ou dans des appareils distincts ; chacune d'elles est unique, c'est-à-dire limitée à un seul viscère, ou multiple, c'est-à-dire disséminée dans plusieurs viscères. On comprend facilement cette multiplicité et cette dissémination, car la congestion, comme l'inflammation et l'hémorrhagie, sont sous la dépendance des affections du système vasculaire et du sang, or *tout est continu dans ce système,* ses parties les plus reculées communiquent largement avec l'ensemble, et le sang se répand partout et dans tous les tissus à chaque contraction du cœur; il est donc tout naturel que la maladie doive frapper dans plusieurs régions à la fois. D'un autre côté, il est tout simple qu'il y ait fréquemment une certaine oscillation, je dirais presque une certaine hésitation, avant la fixation en un seul point ou en plusieurs du processus pathologique. *C'est au moment de ces oscillations que la thérapeutique peut avoir une action décisive sur la direction à leur imprimer,* lorsque la nature dont il faut, autant que possible, respecter mais toujours surveiller les actes, ne suffit pas à l'accomplissement des phénomènes critiques. Nous l'avons déjà dit en effet : la gravité ou la bénignité, l'influence favorable ou nuisible des hémorrhagies, dans la dothiénentérie, dépendent tout à fait de leur siége. Laissons de côté les congestions et les inflammations dont nous avons parlé antérieurement, pour ne nous occuper que des hémorrhagies qui, quoique du même ordre que les premières au point de vue de la physiologie pathologique, ont des résultats différents, et même opposés, car leur rôle important est de juger les congestions et les inflammations. Les épistaxis et les entérorhagies sont communes et souvent salutaires; nous nous étendrons d'autant plus à leur sujet que nous les avons négligées jusqu'ici. Nous avons au contraire accordé de longs développements aux hémorrhagies méningées et aux pneumorrhagies ou hémopneumonies. Nous avons dit quelques mots des hématuries, nous pourrions décrire avec soin les hémorrhagies stomacales, gingivales, utérines, mais nous en avons peu observé, et leur caractère essentiel étant de se faire au dehors, tout ce que nous dirons des deux principales pourra, jusqu'à un certain point, leur être rapporté.

Les hémorrhagies multipliées et très-abondantes indiquent souvent une altération profonde du sang, cet état de diffluence, de dissolution, qui le rapproche de celui de la fièvre jaune, Quand elles sont ainsi énormes et répétées, elles méritent à la maladie le nom de *fièvre putride hémorrhagique*, qui est l'expression d'une prédominance morbide vers un système ou un appareil. Tel est du moins le sens qu'on lui donne généralement. Il faut avouer pourtant qu'entre cette dénomination et celle de *fièvre cérébrale*, de *fièvre pectorale*, il y a une grande différence. En effet, si l'on veut y regarder de près, on reconnaîtra qu'il y a dans toute dothiénentérie prédominance morbide vers l'appareil circulatoire et le sang, prédominance traduite par des congestions, des inflammations spéciales ou des écoulements sanguins ; de sorte qu'on serait fondé à admettre des formes congestives, inflammatoires et hémorrhagiques, sans désigner d'ailleurs le lieu de la manifestation, si ces trois éléments n'étaient presque toujours mêlés les uns aux autres, et souvent pondérés, équilibrés les uns par les autres. Mais lorsqu'on tient plus de compte de l'importance de l'organe frappé que de la manière dont il est frappé et qui est toujours fort analogue, puisque ces trois éléments sont de même nature, la manifestation est indiquée par le nom de l'organe. Mais ne nous arrêtons pas plus longtemps sur ces détails.

Dans quelques cas les hémorrhagies sont fort difficiles à arrêter et peuvent être d'un danger réel ; tous les hémostatiques internes ou externes sont sans efficacité. C'est en effet la modification pathologique du sang qu'il faudrait attaquer avec vigueur et rapidité, et l'on arrive quelquefois trop tard pour le tenter avec fruit. Nous n'avons pas eu sous les yeux, cette année, de faits de cette espèce et conduisant inévitablement et promptement à la mort ; le cas le plus grave a été traité avec succès, comme nous le dirons plus loin (obs. 48). Nous avons vu une tendance franchement hémophilique, des épistaxis et des entérorhagies fréquentes, quelquefois très-copieuses, mais elles ont presque toujours exercé sur la maladie grave par elle-même, et sur son issue *une influence bien plutôt utile que nuisible.*

Cette proposition pourrait paraître téméraire, si elle n'était fondée sur des observations nettes, précises et concluantes, et si elle ne se produisait à l'abri d'une autorité dont personne ne méconnaîtra la puissance. M. Trousseau en effet du haut de sa vaste expérience et avec l'ascendant de son talent, a pu la proclamer comme un axiome irréfutable ; je la reproduis à sa suite et je fournis de nombreuses preuves à l'appui (obs. 30, 35, 36, 37, 39, 40, 46, 47, 48). J'aurais voulu discuter à ce point de vue ces observations et même toutes celles qui sont contenues dans ce travail, mais je serais entraîné à des longueurs et à des répétitions fastidieuses ; le lecteur en tirera lui-même avec facilité toutes les conséquences qui en découlent.

§ 63. *Épistaxis.* — L'épistaxis est incontestablement la plus fréquente des hémorrhagies de la dothiénentérie, tellement qu'au début elle en constitue un signe diagnostique très-important. L'entérorhagie, qui est bien plus rare, rend, il est vrai, quelquefois le même service ; nous en citerons tout à l'heure un exemple.

L'épistaxis, considérée comme accident local, est essentiellement liée à l'état de l'encéphale, et elle exerce souvent sur lui un effet salutaire. Les vaisseaux des fosses nasales sont en communication avec ceux du crâne, en communications nombreuses ; c'est le même système vasculaire, puisque toutes les artères de la pituitaire viennent soit de la maxillaire interne, qui a aussi des rameaux crâniens, soit de l'ophthalmique, branche de la carotide interne. Je ne citerai pour exemple que l'artère palatine supérieure, la ptérygo-palatine et la sphéno-palatine ou nasale postérieure, qui naissent de la maxillaire interne, en même temps que les méningées ; et les artères ethmoïdales antérieure et postérieure et la nasale qui sont fournies par l'ophthalmique. Tous ces vaisseaux sont reliés ensemble par des branches collatérales. Le système veineux correspondant ne constitue qu'un seul et même réseau émis par d'innombrables anastomoses. Outre les veines qui succèdent aux artères citées plus haut et dont beaucoup suivent le même trajet qu'elles, il me suffira de nommer la veine ophthalmique et ses afférents qui forment, en grande partie, le sinus caverneux, et établissent une des principales communications qui existent entre l'intérieur et l'extérieur.

Tout autour du crâne, principalement à la base, à travers les trous qui la criblent, et même à la voûte par les veines du diploé qui reçoivent des vaisseaux de dedans et de dehors, il y a sans doute des abouchements fréquents, mais en aucun point ils ne sont plus remarquables par leur nombre et leur ampleur que dans les fosses nasales. D'un autre côté, par sa nature muqueuse, la membrane qui les tapisse, est bien mieux disposée pour la production d'une hémorrhagie que toutes les autres parties. Lorsqu'il existe un fluxus vers la tête, c'est donc généralement par elle que le sang se fait jour, et aucun siége ne peut être plus favorable, puisque celui-ci est évacué au dehors.

Quelquefois, comme nous l'avons vu, l'hémorrhagie a lieu dans l'encéphale et surtout entre ses enveloppes, ou bien elle manque complétement, du moins le sang n'est pas exhalé en nature, mais, si l'art n'intervient pas et que la fluxion persiste, des accidents formidables ne tardent pas à faire invasion. Je sais qu'on m'objectera que l'on a vu la méningite survenir tout aussi bien chez les individus qui avaient eu des épistaxis que chez eux qui n'en avaient pas eu ; mais je démontrerai qu'il y a dans cette objection une mauvaise interprétation des faits. Sans doute la méningite typhoïde n'est pas rare chez des sujets qui ont eu quelques jours auparavant des épistaxis, mais si l'on veut bien le remarquer, on verra que ces épistaxis ont été légères et nullement en rapport avec la force de ces sujets et la congestion locale céphalique, d'autant plus qu'il s'agit ici des manifestations fluxionnaires actives, qui arrivent à une époque encore peu avancée de la maladie ; on verra qu'elles se sont ou ont été brusquement arrêtées, et que l'effet de cette suppression trop hâtive n'a pas été longtemps à se montrer ; on verra aussi que, dans des cas où la poussée inflammatoire méningo-encéphalique était imminente, une salutaire épistaxis arrivant, tous les symptômes redoutables disparaissaient ou au moins étaient singulièrement mitigés. D'un autre côté on rencontrera des faits précis, et pour cela il suffira de consulter la pratique nosocomiale de M. le professeur Bouillaud pour en obtenir la certitude absolue, des faits qui attesteront que des accidents cérébraux menaçants, mais assez menaçants pour ne pas être douteux, ont été enrayés par des émissions sanguines locales. Ces évacuations par les sangsues ou par le scarificateur ne valent jamais les pertes spontanées par le *lieu d'élection*, mais on est bien heureux d'y avoir recours dans les cas semblables à ceux que nous avons observés cette année, cas graves où *les épistaxis manquent et parce que les épistaxis manquent.* Il faut donc surtout bien se garder de suspendre trop tôt, par des soins intempestifs, les épistaxis, et les laisser couler tant qu'il n'y a pas de danger pour la vie du malade. Nous avons vu des méningites après des suppressions brusques et contre lesquelles il n'y avait plus espoir de lutter avec avantage, car la méningite une fois bien déclarée, les moyens les plus énergiques échouent contre elle. Le traitement par les saignées semble se déduire, comme un corollaire naturel, de tout ce qui précède, et cependant une conclusion aussi formelle n'est pas dans notre pensée. Je disais au commencement de cet article, *avec quelle rapidité le sang est détruit* dans certaines fièvres typhoïdes graves, au point qu'à l'autopsie on trouve les *vaisseaux vides.* Il y a là une redoutable pierre d'achoppement, le praticien se trouve entre deux écueils terribles, et au moment de prendre une détermination pour agir ou s'abstenir, sa main doit souvent trembler. Je reviendrai plus loin sur cette question.

A la suite des épistaxis ou des hémorrhagies très-abondantes qui plongent le malade dans l'anémie, le délire se déclare quelquefois ; il n'a rien de commun avec le délire aigu, et il tient à une cause diamétralement opposée. Celui-ci résulte d'un afflux sanguin vers l'encéphale, et celui-là de l'absence d'une quantité suffisante de liquide nourricier de bonne qualité ; alors le cerveau, privé du stimulus qui lui est nécessaire, perd l'équilibre : de là de continuelles rêvasseries dont il est facile du reste de tirer les malades, mais aucun de ces troubles du mouvement que nous avons signalés dans la méningite véritable. Aussi doit-on attaquer par des moyens différents ces divers phénomènes et les deux sortes de délire.

L'épistaxis est donc plutôt *un acte favorable* qu'une complication dans la fièvre typhoïde.

§ 64. *Entérorhagie.* — En est-il de même de l'*hémorrhagie intestinale ?* souvent oui ; quelquefois non. En effet tout ce que nous avons dit précédemment s'applique à l'entérorhagie, et la principale différence avec l'épistaxis est une différence de siége ; elle doit être prise, il est vrai, en sérieuse considération.

Lorsque nous avons parlé de l'état de l'intestin dans la dothiénentérie, nous avons démontré que l'hémorrhagie intestinale se fait par exhalation, et la plupart du temps par un lieu autre que la surface d'une plaque de Peyer. Cette vérité est facile à prévoir, si l'on considère que parfois l'extravasation sanguine survient bien avant que les plaques soient ulcérées, et par conséquent que les parois des vaisseaux puissent être déchirées. Disons en passant que, lorsqu'elle arrive ainsi prématurément, elle peut être, dans certains cas difficiles, d'un grand secours pour le diagnostic, nouveau rapprochement avec l'épistaxis. En voici un exemple que nous avons sous les yeux en ce moment même et qui est intéressant à ce titre et à bien d'autres.

OBSERVATION XXXIX.

Fièvre typhoïde à forme cérébrale. Début prématuré des accidents encéphaliques ; céphalalgie intolérable ; insomnie ; vomissements, constipation, météorisme ; taches lenticulaires naissantes ; pouls lent ; deux hémorrhagies intestinales au cinquième jour. Mort par afflux sanguin vers le cerveau. Durée : 8 à 9 jours.

Le 15 septembre 1863, Il y a cinq jours, un jeune homme de 27 ans, Zamboni, entrait à la chambre n° 5 du 1ᵉʳ étage, dans le service de M. le Dʳ Bourdon, en ce moment remplacé par M. le Dʳ Luys, se plaignant d'une céphalalgie intolérable et d'une insomnie invincible qui existaient l'une et l'autre depuis deux jours, c'est-à-dire depuis le début de la maladie (renseignements précis). En outre, il avait des vomissements et de la constipation ; son pouls, assez large battait 70 fois par minute, et sa peau était sans chaleur, son visage était coloré, ses yeux n'offraient rien à noter. Il était naturel de songer à une méningite simple ; cependant M. Luys, en voyant le malade le lendemain, pencha pour une fièvre typhoïde. On administra un purgatif, et la constipation fut facilement vaincue, nouvelle raison pour persister dans ce diagnostic. — On appliqua de la glace sur la tête.

Le 16 et le 17. Mêmes phénomènes, un peu de ballonnement du ventre, pas de taches sur le ventre, rien dans la poitrine.

Le 18, je fus appelé auprès du malade pendant la journée ; il venait d'avoir une hémorrhagie intestinale assez abondante. Il n'y eut plus de doute pour moi, c'était bien une fièvre typhoïde. Trois ou quatre heures après, il perdait encore un litre de sang. A la suite, amélioration qui persistait encore le lendemain 19 ; les symptômes s'étaient légèrement amendés, la céphalalgie était moins forte, le pouls battait 100 fois par minute. Les hémorrhagies ne s'étaient pas reproduites, des taches apparaissaient sur le ventre. La glace qui était constamment restée sur la tête depuis quatre jours, fut enlevée le soir, et une potion avec 0,05 d'extrait thébaïque, ordonnée le matin, fut administrée par cuillerée d'heure en heure.

Le 20. Hier soir, deux heures après la suppression de la glace, la face devint rouge et se couvrit de sueur, pendant que le reste du corps n'en présentait pas trace. Le malade se plaignit toute la nuit et il tomba dans le coma. Maintenant il est dans la résolution, toute la surface cutanée a pris une teinte asphyxique et s'est recouverte d'une sueur visqueuse. Il va succomber.

Il meurt à trois heures après midi, et l'autopsie est refusée. Il est pourtant à peu près hors de doute, qu'il ne périt pas par le fait d'une hémorrhagie intestinale qui ne se serait pas fait jour au dehors, mais bien par le cerveau, qui paraît avoir été le siége d'un fluxus sanguin énorme. Après la mort, il sort par le nez du cadavre une quantité considérable de sang qui augmente à chaque mouvement qu'on lui imprime et à chaque pression qu'on exerce sur le thorax.

Nous avons presque toujours vu cette année les hémorrhagies intestinales, comme les épistaxis, favorables, momentanément au moins. Cependant il n'en est pas toujours ainsi, et, lorsqu'elles sont trop copieuses, elles peuvent tuer le malade inopinément ou le plonger dans un état de débilité profonde, et le faire mourir en quelques jours si un traitement approprié ne vient à temps relever ses forces abattues. Ces accidents sont surtout à craindre quand les pertes de sang arrivent à une époque avancée de la maladie, alors que ce liquide est altéré et diminué dans sa masse. Il n'y a rien là de spécial à l'hémorrhagie intestinale, comme on le voit, et nous pouvons finir, ainsi que nous avons commencé, en disant que la seule différence qui existe entre elle et l'épistaxis est une différence de siége. Mais cette différence permet, sans doute, d'agir facilement sur la seconde par des moyens directs et efficaces, tandis que la première n'est jamais attaquée que par des moyens indirects qui n'ont pas toujours de prise sur elle. Pour rester complétement dans la vérité, il faut ajouter que la muqueuse de l'iléon étant beaucoup plus étendue que celle des fosses nasales et congestionnée sur une plus large surface, l'hémorrhagie puise là un élément de durée et d'intensité qu'on ne doit pas méconnaître.

III.

Du pouls.

§ 65. — Une étude importante dans la fièvre typhoïde, c'est l'étude du pouls ; elle peut être la base des considérations cliniques les plus intéressantes et les plus utiles. L'examen du pouls est, sans contredit, la pierre de touche la plus certaine et la plus sensible pour juger du degré de force ou de faiblesse de l'économie, pour prévoir les complications avant qu'elles soient nettement déclarées, et saisir les indications précises du traitement, but final vers lequel doit tendre tout esprit pratique.

La fièvre putride n'a pas réellement un pouls spécial, et cependant, en beaucoup de circonstances, il existe, dans la pulsation artérielle, des caractères qui font affirmer, *a priori* et les yeux fermés, à un médecin expérimenté qu'il a devant lui un dothiénentérique. C'est cette fluctuence, cette ondulence et ce dicrotisme (s'il m'est permis d'employer ces trois mots, qui rendent mieux ma pensée que les mots *fluctuation, ondulation, état dicrote*), qui constituent avec l'accélération presque un signe pathognomonique d'entéro-mésentérite. Ils annoncent en outre une disposition sudorale.

§ 66. — Toutes les variétés dont le pouls est susceptible peuvent se rencontrer d'ailleurs selon l'époque de la maladie et selon sa forme dominante. D'abord il est évident que le pouls change aux différentes périodes ; il est par exemple plus large et plus fort au début de l'affection que dans les derniers temps, lorsque le sujet a beaucoup de résistance, que quand il est débilité ; cependant il

13

est quelquefois petit et faible dès le commencement, comme
dans la forme adynamique, qui est le terme habituel des
autres, mais qui existe souvent d'emblée. Tandis qu'il est
petit et faible dans la fièvre adynamique, il est large et
fort dans la fièvre inflammatoire. Cette remarque n'aurait
qu'un intérêt secondaire, si nous n'ajoutions que la plénitude et l'ampleur du pouls nous indiquent, qu'en cas de
complication grave nous pouvons attaquer celle-ci par des
moyens énergiques, à l'encontre de la mollesse et de l'étroi-
tesse, qui nous commandent de relever les forces du malade
et de reconstituer la masse du sang.

Le pouls présente encore des caractères moins généraux, mais qui peuvent être souvent des indices utiles.
Ainsi le pouls bondissant annonce une tendance à l'hémor-
ragie, et permet de la faire prévoir presque sûrement. Je
ne me reconnais pas l'habileté nécessaire et une expérience
assez mûre pour poser fréquemment de pareils diagnostics;
mais, je puis le dire, maintes fois, en ma présence, mon savant maître M Cazalis m'a prouvé, avec la modestie du
vrai mérite, qu'ils lui étaient très-familiers, car invariablement j'ai vu sa prédiction justifiée par l'événement. Nous
sommes loin de l'opinion de quelques praticiens (et nous
craignons vraiment de les effaroucher) qui prétendent que
les caractères de la pulsation artérielle ne servent à peu
près à rien, et qui, en toutes circonstances, en tiennent peu
compte, et de celles de certains preneurs d'observation
qui croient avoir beaucoup fait pour la science quand ils
ont inscrit, au bout de leur judicieux examen de chaque
jour : pouls à 100 ou à 110, sans dire un seul mot de son
état de force ou de faiblesse.

Le pouls est presque toujours régulier, cependant il
offre parfois des irrégularités qui sont d'autant plus remar-

quables qu'elles sont rares et qu'elles doivent faire craindre
une affection cérébrale; ainsi il est inégal, les pulsa-
sations qui se suivent n'ont pas la même force, ou bien il
est intermittent; à certains moments, il y a un temps d'arrêt (obs. 3).

Un autre phénomène d'un présage sérieux, c'est la lenteur du pouls, quand il existe d'ailleurs quelques autres
signes d'embarras encéphalique; car il ne faudrait pas
confondre cette lenteur grave avec le peu de fréquence
du pouls dans quelques dothiénentéries légères, pas plus
qu'il ne faudrait mettre sur la même ligne la constipation,
qui a lieu dans les premiers cas, avec l'absence de diarrhée
dans les seconds. Ce ralentissement, observé au commencement d'une fièvre typhoïde avec une céphalgie intolérable, doit faire trembler pour les jours du malade (obs.
de Bris et Zamboni, 22e et 39e).

Cette lenteur trop significative mise à part, nous pouvons dire que la rapidité du pouls est très-variable, particulièrement entre les entéro-mésentérites bénignes et les
graves, de même qu'entre les différentes périodes d'une
entéro-mésentérite donnée. Elle oscille en général de
90 à 120 pulsations par minute. Mais elle peut descendre
bien au-dessous, car il est des cas où le pouls n'est réellement
pas fébrile, au point qu'on se garderait bien d'admettre une
fièvre putride, si on n'avait d'ailleurs des raisons formelles;
— ordinairement l'existence de l'éruption lenticulaire,
pour être sûr du diagnostic. Il y en a d'autres, au contraire, où elle s'élève jusqu'à 130 et 140, sans que cette
fréquence soit toujours en rapport direct avec la gravité
de la maladie. Pourtant elle doit toujours donner des craintes
sérieuses.

Il est assez commun de voir, en particulier dans la forme
adynamique, l'accélération du pouls persister, malgré l'arrivée de la convalescence; de sorte que ceux qui vou-

draient juger par elle du degré de fièvre, se tromperaient
singulièrement; et ceux qui attendraient, pour changer le
régime diététique de leur malade, que le pouls soit presque
revenu à sa fréquence normale, attendraient probablement
bien longtemps, car le meilleur moyen de l'y ramener,
c'est une alimentation reconstituante, en rapport avec les
pertes éprouvées et la faiblesse exceptionnelle du sujet
(obs. 10, 11, 30, 35, 40, 46, 47, etc.).

CHAPITRE VII.

RÉSUMÉ DES CHAPITRES PRÉCÉDENTS ET CONCLUSIONS.

§ 67. — Je n'ai jamais eu la prétention de faire un
traité complet de la fièvre typhoïde ; j'ai voulu seulement
mettre en relief ce qu'il y a d'intéressant et d'utile dans
mes observations en les comparant au type commun. J'ai
peut-être été entraîné un peu loin ; cependant, pour ac-
complir cette tâche, il me reste à étudier en quelques
mots la marche de la maladie, son diagnostic, son pronostic, ses terminaisons, son mode de guérison, et à résu-
mer brièvement tout ce qui précède, afin de mieux en faire
saisir l'ensemble.

§ 68. — La fièvre typhoïde, avons-nous dit antérieurement, est une maladie générale caractérisée par une éruption spéciale sur la muqueuse de l'iléon (enanthème), par
une altération importante et grave du sang, et par diverses
manifestations de nature congestive vers les principaux organes de l'économie : intestins, cerveau, moelle, pou-

mons, etc., et, nous pouvons ajouter : dans certaines formes malignes, par une dégénérescence graisseuse du foie.

L'éruption intestinale, sa forme, son évolution, sa durée, sa constance, rapprochent la dothiénentérie de la variole. On admet qu'elle peut manquer, qu'il peut y avoir, en un mot, des dothiénentéries sans dothiénentéries, comme il y a des *variolæ sine variolis*. Il est inutile d'ajouter que, d'un côté comme de l'autre, ce sont des exceptions au moins rares. Le parallèle de la dothiénentérie et de la variole a été posé pour la première fois par Bretonneau. Il est d'une rigoureuse exactitude ; c'est une vérité qui saisit, et je ne chercherai pas à la prouver après l'illustre médecin de Tours. Il me suffira de dire :

Que les deux maladies sont contagieuses, et qu'elles n'affectent en général qu'une fois les mêmes sujets ;

Que l'éruption entérique existe toujours, ou à peu près, quand existent les symptômes de fièvre putride, et qu'elle manque quand ces derniers manquent ;

Qu'elle occupe un siége invariable et un élément donné de la muqueuse ;

Qu'elle débute à époque fixe ;

Qu'elle a une forme déterminée ;

Qu'elle a une évolution prévue ;

Qu'elle a un mode particulier de réparation et de guérison.

Elle produit quelquefois, il est vrai, des accidents inconnus dans la variole, mais qui dépendent de son siége spécial.

Il y a sans doute quelques différences : ainsi par exemple la gravité de la variole est en raison directe de la confluence de l'éruption, tandis que, dans la fièvre typhoïde, ce rapport n'existe pas. Mais existe-t-il davantage dans la scarlatine et la rougeole ? Il ne s'agit d'ailleurs ici que d'un rapprochement, d'une comparaison, et non d'une assimilation complète.

§ 69. *L'altération du sang* est capitale dans la fièvre putride. Nos observations suffiraient à prouver ce fait incontestable, s'il n'avait été mis hors de doute par les travaux de M. Bouillaud, et s'il n'était admis aujourd'hui par ceux mêmes qui contestaient autrefois sa réalité et son importance.

La seule question qui paraisse surtout préoccuper les observateurs et les philosophes, c'est de savoir si cette lésion est antérieure ou postérieure à l'affection des plaques de Peyer. Qu'importe ! elles ne sont pas plus l'une que l'autre la maladie, elles ne sont que des produits de cette maladie, et la première n'est pas plus la génératrice de la deuxième que la deuxième ne l'est de la première.

Lorsque la fièvre est grave, lorsque l'altération du sang est profonde, on rencontre, à côté d'une affection constante de la rate, la stéatose du foie, et quelquefois des reins. — Ne parlons que du foie. Cette lésion n'a point été observée dans les fièvres bénignes, et, si elle y existe, c'est évidemment à un degré très-faible et jusqu'à présent douteux. Je n'ai pas besoin de faire ressortir la portée de cette dégénérescence graisseuse et les conséquences de l'abolition des fonctions d'un organe tel que la glande hépatique ; je me suis étendu précédemment sur cette question sérieuse, mais je ne puis m'empêcher de répéter, vu l'importance de ces fonctions, que leur anéantissement a une influence immense sur la constitution du sang. Il est bien évident d'ailleurs que plusieurs des altérations de ce liquide précèdent la stéatose, puisqu'elles se produisent fréquemment en son absence. Mais celle-ci, très-vraisemblablement, les aggrave ensuite et en fait naître d'autres plus profondes. *L'identité de ces lésions typhoïdes du foie avec celles qui suivent l'empoisonnement par le phosphore* milite aussi en faveur de la priorité de l'affection du sang; car enfin le phosphore est absorbé avant leur formation, quelque rapide qu'elle soit, et agit énergiquement sur le liquide nourricier avant de déterminer aucun désordre général.

Je n'ai point les éléments nécessaires pour trancher des questions si difficiles, *mais l'assimilation de la dothiénentérie à une intoxication* me paraît parfaitement soutenable, et avec elle *l'altération primitive du sang.* Du reste, si l'on considère que l'entéro-mésentérite est contagieuse, et que, dans les cas où elle semble naître spontanément, elle ne se développe qu'à la suite de fatigues et de privations, habituellement chez des individus affaiblis, rarement d'emblée chez des hommes bien portants (hors des circonstances d'épidémie et de contagion palpable, bien entendu); si l'on considère cela, dis-je, on sera disposé à accepter cette conclusion.

§ 70. Nous avons entrepris d'établir définitivement, dans les longs chapitres qui précèdent, la corrélation existante entre les troubles des fonctions des organes et les lésions de ces organes; nous avons démontré sans réplique que l'ataxie des mouvements ou les désordres de l'intelligence ne sont pas plus le résultat de la présence d'une ou de plusieurs plaques de Peyer dans l'iléon, que le délire de la scarlatine n'est la conséquence de la teinte pourprée de la peau, que la paraplégie de la variole n'est le fait de la pustule variolique, ou que la perte de l'entendement dans le rhumatisme n'est la suite d'une arthrite rhumatismale. Tous ces phénomènes sont, les uns comme les autres, les effets d'altérations locales propres et correspondantes que l'on trouve quand on les cherche.

§ 71. — Dans la fièvre typhoïde, ces altérations sont de nature congestive ; elles sont sous l'influence de l'état du sang. Ces *congestions mobiles* peuvent frapper tour à tour tous les viscères de l'économie, et nous les avons étudiées longuement dans les principaux ; elles constituent des manifestations identiques sur le cadavre, mais qui se traduisent, pendant la vie, par des signes et des phénomènes variables, suivant le siége qu'elles occupent.

Nous avons vu ces fluxions *légères,* avec leurs sécrétions séreuses modérées, s'annoncer ici par de la céphalalgie, de la somnolence, des bourdonnements d'oreille, une épistaxis, etc. ; là par quelques râles sibilants et muqueux ; plus loin, par du météorisme, du gargouillement et de la diarrhée ; ailleurs par des sueurs ; en un autre point, par des urines plus colorées ou plus abondantes, etc. etc.

Mais, avons-nous dit, la congestion confine à l'inflammation d'une part, à l'hémorrhagie d'autre part ; elle en est un élément nécessaire ; elle est, à un certain point de vue, leur premier degré. A la place des exhalations et des infiltrations séreuses, nous aurons les exhalations et les infiltrations sanguines en nature ; à la place des congestions mobiles, sans changement de structure des tissus, des sortes de congestions fixes, intenses, avec changement de structure des tissus et introduction d'éléments nouveaux.

Alors naîtront les épistaxis abondantes, la somnolence, la surdité, le délire violent, l'agitation, les tremblements, les convulsions ; — les hyperesthésies ; — la dyspnée, l'asphixie ; les râles crépitants et le souffle dans la poitrine ; —

les douleurs de ventre , la diarrhée intense et les entérorhagies ; —les sueurs profuses, la miliaire, les sudamina,
le purpura, les pétéchies, les taches bleues, les érysipèles ;
— les hématuries et l'albuminurie avec ses suites, etc.
Et à l'autopsie on trouvera invariablement des apoplexies, des hémorrhagies, du sang infiltré ou extravasé,
et des tissus enflammés.

§ 72. — Je ne puis passer outre sans dire quelques
mots de ces inflammations ; ce ne sont pas des phlegmasies
franches, et cependant ce ne sont plus de simples congestions ; elles n'arrivent jamais à suppuration. En pareils cas, la présence d'une gouttelette de pus entre les
membranes cérébrales ou dans le parenchyme pulmonaire
est encore à trouver. Pourquoi cela ? Probablement à cause
de l'état du sang, qui a une composition morbide diamétralement opposée à celle du sang des phlegmasies franches. — Dans la fièvre typhoïde, *l'état du sang prime
tout*. Peu importe d'ailleurs l'explication ! le fait est là. Je ne
prétends cependant pas que l'on ne rencontre jamais, sur le
déclin ou pendant la convalescence d'une dothiénentérie,
une véritable pneumonie, etc. ; mais alors la dothiénentérie n'existe réellement plus, et cette complication n'est
plus de son domaine. La maladie principale a terminé son
évolution, c'en est une nouvelle qui envahit le sujet. Elle
trouve peut-être, il est vrai, un terrain favorable à son
développement par suite de la débilité de l'économie,
mais elle ne s'ente pas sur la première et elle n'a aucun
rapport avec elle.
Les affections dont nous avons traité, au contraire,
naissent et se déroulent sous sa dépendance directe ; elles
sont de ses manifestations extrêmes quelquefois, mais toujours pures. Ce sont donc des inflammations spéciales et

qu'on peut désigner sous le nom de méningite cérébrale ou cérébro-spinale typhoïde, de broncho-pneumonie typhoïde, d'entérite typhoïde, de néphrite typhoïde, etc. ; pourtant, au point de vue simplement anatomique, il n'y a rien là de bien extraordinaire et d'exclusif. La particularité remarquable et essentielle, c'est l'évolution restreinte et toujours identique à elle-même de la manifestation pouvant s'arrêter dans le cours de ses périodes, et ne dépassant pas certaines limites précises ; *ces inflammations sont de formes érysipélateuses.*

§ 73. — La marche progressive, la succession naturelle de ces lésions et des symptômes correspondants nous a permis de dire que toute fièvre putride bénigne contient le rudiment des symptômes et des lésions d'une fièvre putride grave.

Lorsque les manifestations sont légères, elles sont plus multipliées ; elles occupent à peu près tous les organes, et semblent se balancer mutuellement, de sorte que chaque viscère n'est que médiocrement atteint. C'est ce que M. Cazalis a l'habitude d'exprimer ainsi : *Dans la fièvre typhoïde, la bénignité résulte de l'équilibre des manifestations.* Lorsqu'elles sont sévères, elles sont beaucoup moins nombreuses ; l'une ne devient prépondérante qu'aux dépens des autres. Sans doute, dans la dernière épidémie, nous avons vu le cerveau et les poumons violemment frappés en même temps, mais encore à des degrés différents, et pendant que tous les autres organes étaient à peu près indemnes. Tous les tissus ne peuvent être attaqués d'un seul coup, parce que les liquides ne peuvent s'accumuler en masse partout à la fois, et, s'ils affluent dans une région, ils en abandonnent nécessairement une autre plus ou moins éloignée de la première ; il y a une dérivation forcée. *L'équilibre est rompu, d'où naît la malignité*; car les lésions semblent gagner en intensité ce qu'elles perdent en surfaces, et la maladie est d'autant plus cruelle qu'elle circonscrit davantage ses atteintes.

§ 74. — De la prédominance du fluxus vers certains organes résulte la *forme* de la maladie.

1° La forme simple, équilibre exact des diverses manifestations locales.

2° Forme adynamique ou putride, altération du sang très-marquée, sans localisation organique grave, c'est la plus commune et celle qui succède à toutes les autres.

3° Forme abdominale — assez commune, prédominance de l'entérite.

4° Forme bilieuse ou gastrique, etc.

5° Forme thoracique, prédominance des manifestations pulmonaires.

6° Forme cérébrale ou cérébro-spinale, prédominance des phénomènes encéphaliques ou encéphalo-rachidiens.

Les autres ne sont pas assez importantes pour être citées. Telles sont celles qui ont été décrites sous le nom de fièvres rouges, à prédominance cutanée ou de fièvres muqueuses et inflammatoires ; les premières ne sont pas assez remarquables pour exiger une subdivision nouvelle, et les autres doivent rentrer dans les espèces précédentes. Je trouve d'ailleurs le nom de *forme inflammatoire* mal approprié ; car, ou bien il devrait désigner toutes les dothiénentéries dans lesquelles existe une inflammation viscérale, ce qui n'est pas, ou celles qui se distinguent par une augmentation de fibrine dans le sang, ce qui n'a jamais lieu. Si cette expression a quelque apparence de fondement au début de l'entéro-mésentérite, elle ne tarde pas à perdre même cette apparence trompeuse quand les lésions du sang sont assez profondes. Elle a été un argument contre

l'existence primitive des altérations spéciales de ce liquide , cet argument n'est donc pas sérieux ; il est
d'ailleurs facile de comprendre que ces altérations n'atteignent pas d'emblée leurs dernières limites , c'est-à-dire
l'état de diffluence. de dissolution, l'état sirupeux, et ne se
traduisent pas dès le commencement par des signes éclatants·

Je ne parlerai pas davantage des formes composées,
ataxo-adynamique , méningo-gastrique, etc.; ces mots se
comprennent d'eux-mêmes, et on pourrait encore en forger
beaucoup d'autres aussi justes et aussi significatifs ; vieilles
réminiscences de l'ancien édifice des fièvres essentielles
aujourd'hui démantelé.

§ 75. *Marche.* — Quand la dothiénentérie est simple, sa marche est régulière. Tous les symptômes que nous avons indiqués
se montrent vers les organes généralement atteints, mais ils
sont peu accentués et très-modérés. Après avoir pris un
certain accroissement pendant les premiers temps , ils dé-
croissent graduellement pour disparaître environ à la fin
du troisième septénaire. L'amaigrissement arrive, la fièvre
tombe, l'appétit se relève et la convalescence se déclare.

Lorsqu'il existe une prédominance d'action morbide
dans quelque viscère, les phénomènes ordinaires de l'entéro-mésentérite suivent leur évolution habituelle dans
les différents appareils, mais il sont effacés par ceux de la
manifestation principale. La marche réelle de la maladie
est subordonnée, dans une certaine mesure , à cette dernière, surtout si celle-ci est grave et menaçante.

§ 76. *Durée.* — La durée de la dothiénentérie est donc
aussi souvent sous sa dépendance.

La durée moyenne varie de quinze à vingt jours ; mais elle
peut être bien plus considérable, de même qu'elle peut être
moindre : car il existe des cas où il n'y a pas de maladie

réelle, et, si l'on ne rencontrait pas l'éruption des taches rosées lenticulaires, on ne penserait guère à une affection des plaques de Peyer. En 1863, les fièvres typhoïdes ont été sérieuses. Le temps de séjour à la Maison municipale de santé, dans le service de M. le D\ Cazalis, était de dix à vingt jours; en moyenne, seize jours. Les malades arrivaient du troisième au huitième jour : la durée ne dépassait donc pas en général vingt jours, puisqu'ils sortaient ordinairement guéris déjà depuis quelques jours. Quand la terminaison, au lieu d'être heureuse était funeste, la durée était souvent plus courte, car à peu près tous ceux qui sont morts ont succombé au développement d'une affection pulmonaire ou cérébrale qui survenait dans les premiers temps de la maladie.

§ 77. *Mortalité.* — La mortalité par la fièvre typhoïde est très-variable, selon les pays, selon les régions d'un pays, selon les épidémies et selon les époques de ces épidémies. Il faut tenir compte aussi, dans les cas particuliers, d'une foule de circonstances individuelles. Nous n'avons pas le loisir de nous étendre sur ce sujet ; nous dirons seulement que nous avons remarqué une plus grande mortalité chez les individus forts que chez les individus faibles, chez les pléthoriques que chez les anémiques, chez les hommes que chez les femmes. Le fait nous semble bon à noter; il nous a paru constant aussi bien en 1862 qu'en 1863.

Pendant la terrible épidémie que nous avons subie cette année, la mortalité a été considérable, particulièrement au mois de juillet et au commencement du mois d'août. A la Maison de santé, les affections thoraciques et cérébrales typhoïdes ont été très-communes et très-graves. Dans le service de M. Cazalis, où il a passé une multitude de dothiénentériques (nous en avons eu jusqu'à cinquante à la fois), il en a péri 1 sur 5 ; et dans la service de M. Bourdon, la série a encore été plus défavorable, 1 sur 3. Mais, il faut être juste, les hôpitaux ont été aussi maltraités. Ainsi, quoique quelques médecins, s'en rapportant à leur mémoire heureuse, n'aient pas eu à regretter de désastres, il n'en est pas moins avéré que le relevé général du mois de juillet, fait au Bureau central avec les documents administratifs, a donné 35 morts sur 100 malades, plus de 1 sur 3. Et encore, sur la remarque de M. le Dr Lailler, l'auteur de ce travail, cette proportion est plutôt au-dessous qu'au-dessus de la réalité, car il a fait entrer dans ses calculs tous les cas désignés sous les noms de *fièvre continue* et de *fièvre gastrique*. Il y a des services où le rapport est monté à un demi.

Il est impossible de faire une statistique générale de la fièvre typhoïde avec de pareilles données ; en tout cas elle ne serait d'aucune utilité, car d'une année à l'autre la mortalité pourrait descendre de un demi à un vingtième.

Les fièvres cérébrales et pulmonaires, qui ont sévi en 1863, sont les plus meurtrières de toutes.

§ 78. *Causes de mort.* — Nous avons dit que *de l'équilibre des manifestations résulte la bénignité de la dothiénentérie, et de la prédominance de l'une d'elles sa malignité.* Les malades meurent donc par *les lésions du sang et aussi par celles du foie et de la rate, par les affections des centres nerveux des poumons, de l'intestin et même par celles de la peau,* etc., soit qu'il y ait abolition de fonctions normales importantes, ainsi, par exemple, l'anéantissement des fonctions de l'hématose, ou exagération de quelques phénomènes morbides qui sidèrent les forces de l'économie, — profusion des sueurs ou de la diarrhée. Mais les ma-

nifestations congestives et les altérations du sang ne con-
duisent pas seules à la mort, l'éruption elle-même peut
accidentellement la produire ; l'ulcération qui succède à
la chute du bourbillon furonculeux dépasse tout à coup les
limites de l'épaisseur de l'iléon, et donne passage à des
liquides septiques dont les effets désastreux sur le péritoine ne se font pas longtemps attendre. La perforation
n'est pas d'ailleurs nécessaire pour amener une péritonite,
et elle n'existe pas toujours en pareilles circonstances : le
travail d'ulcération ou de réparation, plus vif que d'habitude, peut transmettre à la séreuse une inflammation qui
se généralise et tue rapidement le malade (obs. 6).

§ 79. *Mode de guérison.* — Voilà comment arrive la mort
dans la fièvre typhoïde. Comment se fait la guérison ?
Dans les cas légers, la maladie semble s'user d'elle-même,
et l'on ne remarque pas ce qui se produit. Les petites choses passent inaperçues ; cependant il suffit d'ouvrir les
yeux pour les voir clairement. Lorsqu'elle a un certain
degré d'acuité et de gravité, le mode de réparation, de
guérison est plus palpable ; les crises sont plus apparentes.
La maladie est jugée par des excrétions séreuses ou des
évacuations sanguines spontanées, par de la diarrhée, des
sueurs, de l'expectoration, des hémorrhagies nasales ou
intestinales ; souvent aussi quand une affection congestive
s'est établie dans un organe important, le développement
consécutif d'une affection analogue, dans un appareil
moins sensible, agit comme révulsif ou comme dérivatif,
déplace la première et la fait disparaître. La route à suivre
dans le traitement est donc toute tracée. D'autres fois c'est
l'apparition d'une éruption de furoncle, d'abcès multiples sous-cutanés (obs. 37, 40), d'eschares plus ou moins
étendues, se présentant comme phénomènes critiques qui

annoncent et déterminent peut-être une heureuse terminaison. Voici un exemple frappant de méningite typhoïde
parvenue à sa dernière période, au moment où la mort
semblait inévitable, où au délire, à l'agitation et aux contractures, avaient succédé le coma, la respiration sterto-
reuse et presque le râle trachéal ; voici, dis-je, l'exemple
d'une méningite dont la guérison inattendue a coïncidé
avec le développement d'une vaste eschare à la région
sacrée. Nous avons admis précédemment que la composition du sang n'avait peut-être pas été sans influence sur
ce dénouement inespéré; le malade était anémique.

OBSERVATION XL.

Fièvre cérébro-spinale typhoïde. Anémie ; délire ; mouvements choréiformes ; contractures des membres et du tronc, hyperesthésies diverses;
strabisme ; respiration saccadée, puis coma, abolition de l'intelligence ; résolution des membres ; selles involontaires ; eschares, phlyctènes gangréneuses ; hémorrhagie intestinale. Guérison. Durée : 40 jours.

Hellé (Auguste), 19 ans, menuisier, entré, le 8 août, à la Maison
municipale de santé, au 3ᵉ étage, chambre nº 9, lit nº 2. Malade
depuis 4 jours : céphalalgie, étourdissements, langue rosée, gargouillement dans la fosse iliaque droite, fièvre, rien dans les poumons, bruit de souffle anémique au premier temps du cœur.

Le 13. Délire la nuit, subdélirium le jour, stupeur et pâleur de
la face, tremblement des lèvres et des doigts, réponses assez raisonnables, langue rouge, un peu de diarrhée, taches rosées lenticulaires
sur l'abdomen; bruit de souffle au premier temps du cœur et dans
les vaisseaux du cou ; pouls mou, à 100. — Potion avec musc 0,50.

Le 15. Les mêmes symptômes ont augmenté d'intensité. Le malade laisse aller sous lui ses matières. Ballonnement du ventre ; fuliginosités sur les lèvres. — Musc, 1 gr.

Le 16. Diarrhée peu abondante, selles involontaires, coma troublé de temps à autre par un marmottement inintelligible, tremblement des lèvres et des doigts, contracture des membres, roideur du
cou et des muscles du dos; il est presque impossible de mettre le
malade sur son séant pour l'ausculter. Pendant ses tentatives de
flexion du tronc pour vaincre cette sorte d'opisthotonos, et dès

qu'on lui touche les régions vertébrales, il pousse des cris plaintifs ; rien dans la poitrine ; le ventre semble être douloureux, le foie est petit; pouls inégal, à 110. — Deux vésicatoires aux cuisses.

Le 17. Le coma est moins profond ; hyperesthésies; eau vineuse au quinquina, musc. Au soir, mouvements choréiques des mains et des lèvres, roideur et contracture des coudes, la cornée est cachée sous la paupière supérieure, strabisme en haut, coma, perte complète de l'intelligence, langue sèche, fuliginosités à l'orifice des narines et sur les dents ; pouls petit, à 120. Etat désespéré.

Le 18. Pâleur, stupeur, strabisme, coma ; langue noirâtre, quelques mouvements des lèvres, contracture des deux coudes; pouls petit et lent, à 70, le matin, à 60 le soir. Depuis deux jours, la diarrhée est tout à fait arrêtée.

Le 19, même état. On s'attend à voir le malade mourir d'un instant à l'autre.

Le 20. Ce matin, il ouvre les yeux, il n'a plus de roideur dans les membres ni de tremblement, respiration inégale et bruyante (36 respirations); quelques râles muqueux, surtout dans le poumon gauche; pouls petit, à 104. Le visage est pâle, les forces abattues, mais il y a un mieux incontestable.

Vésicatoire sur la poitrine; eau vineuse au quinquina, potion avec café, musc, extrait de quinquina.

Le 21. Le mieux continue, réponses sensées, mais rares; ni tremblement des mains, ni tremblement des lèvres; selles involontaires, quoiqu'il n'y ait que peu de diarrhée.

Pouls faible, à 110.

Depuis deux ou trois jours, on nous dit que le malade *s'écorche au siége* ; il se forme en effet dans cette région une vaste eschare.

Le 22. Le pouls se relève un peu, toux et enrouement, quelques râles muqueux dans le poumon droit ; la roideur et la contracture douloureuses des muscles des gouttières vertébrales existent toujours ; la douleur à la pression a diminué dans la peau comme dans les muscles. — Supprimez le musc ; nourrissez le malade ; bouillon, potage, œufs.

Le 23. Sommeil agité, le malade crie par moment la nuit et empêche de dormir ses voisins : ces cris sont causés par des douleurs qu'il ressent à la partie postérieure du tronc et dans les membres; peut-être aussi tiennent-ils en partie à des rêvasseries ; l'eschare se délimite.—Pansement avec le vin aromatique ; un degré de poulet.

14

Le 24. L'amélioration générale progresse, et la convalescence va s'établir. On a levé hier le malade ; il est encore très-pâle et très-maigre, mais il est tranquille et n'a plus aucun mouvement désordonné.

Deux degrés de poulet.

Le 25, au soir, subdelirium toute la journée; cependant il parle raisonnablement quand on fixe son attention.

Le 26. Cris et délire la nuit, toux fréquente, mais pouls petit. à 90.

Le 27. La journée d'hier et la nuit ont été excellentes, peau fraîche, pouls à 80; l'eschare est de la largeur de la paume de la main ; elle est profonde. — Fer, quinquina, deux degrés.

Le 30. La mortification des tissus s'étend du coccyx à l'anus ; la partie inférieure du rectum est disséquée dans un espace de 1 pouce et demi environ à sa partie postérieure ; des pustules ecchymotiques et gangréneuses, des phlyctènes avec sérosité sanguinolente, se montrent sur la cuisse droite et sur le grand trochanter. Le développement de cette gangrène pourrait bien n'avoir pas été sans influence sur la guérison de la méningite. Il y a un peu de muguet sur la langue. Collutoire au borax et au miel rosat. On pansera l'eschare avec une éponge imbibée d'eau de Labarraque.

1er septembre. Le muguet a disparu. Le malade est couché sur un matelas d'eau. On le place sur le côté, afin d'effectuer plus facilement son pansement et de le renouveler fréquemment dans la journée ; la fièvre a reparu, pouls à 110. On continue à nourrir.

Le 5. Les parties mortifiées s'éliminent ; diarrhée.— Sous-nitrate de bismuth.

Le 9. Toute l'eschare est tombée; la plaie se déterge bien ; pouls à 100, peau fraiche ; le sommeil est plus calme.

Le 10. Coloration rouge de la plaie ; la fièvre continue, le pouls est plus fort à 105 ; bon appétit, mais diarrhée abondante ; trois selles sanglantes dans la journée.

Le 13. Pendant trois jours, il y a eu du sang dans les matières fécales, mais les hémorrhagies semblent arrêtées aujourd'hui. A partir de ce jour, le jeu régulier des fonctions se rétablit, les forces se relèvent progressivement.

Le malade part pour le département des Vosges, son pays, le 21 septembre.

Ainsi donc, voilà une méningite cérébro-spinale ty-

phoîde bien évidente qui a guéri. Pourquoi et comment?
est-ce à cause de l'état du sang (anémie)? est-ce par le
traitement, par le musc employé, qui est certainement un
bon médicament, ou par le développement de l'eschare?

Cependant les eschares sont considérées généralement
comme des complications fâcheuses. Il n'est pas douteux
en effet qu'elles ne soient souvent une complication de
plus, mais ce n'est pas une raison pour que, dans tous les
cas graves, elles exercent une influence qui vienne s'ajouter
à celle des autres actes morbides, au lieu de les contre-
balancer et de les combattre.

§ 80. — Au sujet de l'otite et des parotides, les auteurs
ont émis des opinions diverses — sur leur valeur pronostique du moins. L'otite ne m'a pas paru avoir de signification bien précise. Deux de nos malades en furent atteints ;
l'un est mort et l'autre a guéri. L'otite n'a été pour
rien dans la terminaison (obs. 18 et 21). Elle n'occupait
qu'un conduit auditif; c'était le gauche dans les deux
exemples.

Quant aux parotides, elles ont été invariablement le
prélude d'une fin prochaine.

Vers le déclin de la dothiénentérie, il peut survenir,
quoique cela soit rare, un certain nombre d'accidents qui
n'ont rien de spécial à cette maladie ; tels sont : la fonte de
la cornée, l'œdème de la glotte nécessitant parfois la tra-
chéotomie, des suppurations, des paraplégies consécutives
à l'infiltration du pus dans le canal rachidien, ayant pro-
voqué l'inflammation et la suppuration de la moelle, la
gangrène spontanée des membres. Tous ces faits sont étudiés avec soin dans la *Clinique médicale* de M. le professeur Trousseau. Nous n'en avons pas observé de semblables; par conséquent nous ne faisons que les mentionner.

§ 81. — La convalescence est quelquefois troublée par
des complications graves : délire, affaiblissement de l'intelligence, vertiges, paralysies, troubles gastriques, vomissements, diarrhée, pneumonie, pleurésie, phthisie aiguë, albuminerie, hydropisies, phlébites, ostéites. — Chacune
de ces complications serait le sujet d'un chapitre important,
mais nous n'avons pas le loisir de nous en occuper.

§ 82. *Diagnostic.* — Le diagnostic de la fièvre typhoïde est souvent d'une remarquable facilité, mais il peut
être aussi d'une extrême difficulté et réclamer la plus
scrupuleuse attention. Autant il est inutile de nous arrêter
sur les cas ordinaires, autant il est nécessaire de dire quelques mots des obstacles que nous avons rencontrés.

Quand la fièvre typhoïde est simple, quand elle se présente avec un équilibre exact entre ses diverses manifestations, elle n'a guère chance d'être confondue, et cela
tout à fait au début, qu'avec les autres fièvres éruptives.
Mais moins de vingt-quatre heures après l'invasion des premiers symptômes morbides apparaîtra la coloration pourprée de la peau dans la scarlatine ; une violente douleur
des reins, au lieu d'une céphalalgie intense, se fera sentir,
s'il s'agit d'une variole ; et des phénomènes catarrhaux
du côté des voies aériennes et des yeux se montreront
dans la rougeole, à la place des phénomènes catarrhaux
de la muqueuse intestinale, qui domineront dans la dothiénentérie. En tout cas, le troisième jour ou le cinquième,
on sera fixé par la présence ou l'absence d'une éruption
caractéristique. Il est vrai qu'il n'est pas toujours possible
d'établir l'époque précise du début de la maladie par les
renseignements que fournit le malade, et que l'on peut
être parfois réellement embarrassé pour distinguer sûrement une éruption confluente de taches rosées lenticulaires,

d'une éruption fort discrète de varioloïde ou de varicelle ;
mais les signes concomitants et des circonstances diverses,
telles que l'existence antérieure d'une des deux affections
que l'on cherche à différencier, lèveront presque toujours
les doutes. D'ailleurs l'observation subséquente ne laissera
pas subsister longtemps la moindre hésitation.

L'entéro-mésentérique est quelquefois si bénigne qu'on
n'a pas même la pensée de la soupçonner, elle est absolument latente ; on ne croit avoir affaire qu'à une simple in-
disposition, à un embarras gastrique ou à une fièvre sy-
noque, et l'on est tout étonné de rencontrer par hasard
des taches lenticulaires sur le ventre. La distinction est
alors facilement tranchée.

Les difficultés et les erreurs proviennent en général, de
la prédominance plus ou moins exclusive d'une manifestation locale qui fait croire à l'existence d'une affection
isolée de l'organe qui est le siége de la manifestation ; ou
bien de l'invasion d'un phénomène inusité qui attire toute
l'attention et la détourne de la recherche des symptômes
qui mettraient sur la voie de la vérité.

La fièvre typhoïde n'a qu'un seul signe à peu près caractéristique, c'est l'éruption des taches lenticulaires, qui
ne se montrent habituellement qu'à la fin du premier septénaire ou au commencement du second, et encore elles
manquent quelquefois. Il faut donc, la plupart du temps,
considérer l'ensemble de la symptomatologie. Certains
phénomènes, sans être pathognomoniques, acquièrent une
immense valeur dans quelques cas particuliers ; tels sont
l'épistaxis le météorisme et la douleur abdominale limitée
dans la région iliaque droite, et en général des symptômes
morbides ordinaires à la fièvre putride dans un *appareil éloigné de celui qui semble être le siége principal de l'affection.*
En effet, la dothiénentérie est une maladie plus générale

que toutes celles qui peuvent être confondues avec elle. C'est surtout vers l'abdomen et l'intestin que doivent se porter les recherches, hors le cas où ils sont incontestablement le lieu essentiel du mal, mais alors la difficulté est aisément levée.

Ceci posé, il ne me restera rien à ajouter à l'énumération suivante ; je ne pourrais que répéter en détail ce qui précède :

1° Prédominance des symptômes abdominaux. Diagnostic de l'entérite et de l'entéro-mésentérite typhoïde.

2° Prédominance de l'état saburral des voies digestives. Diagnostic de l'embarras gastrique et de la fièvre muqueuse.

3° Prédominance des symptômes pulmonaires. Diagnostic de la *broncho-pneumonie* et de la *bronchite capillaire avec la fièvre typhoïde à forme thoracique.*

4° Prédominance des symptômes encéphaliques ou encéphalo-rachidiens. Diagnostic de la *fièvre typhoïde cérébrale ou cérébro-spinale, avec la méningite aiguë cérébrale ou spinale, avec la méningite tuberculeuse, avec la lypémanie et surtout avec la manie aiguë.*

5° Prédominance des manifestations cutanées. *Diagnostic de la scarlatine et de la fièvre typhoïde.*

6° S'il y a prédominance des phénomènes fébriles intermittents, on aura à faire *le diagnostic entre la fièvre intermittente et la dothiénentérie.*

7° Prédominance des phénomènes hépatiques (ictère, augmentation de volume du foie, etc.). *Diagnostic avec l'ictère malin.*

8° Prédominance des phénomènes albuminuriques ou urémiques. *Diagnostic avec l'albuminurie consécutive à la scarlatine ou avec la néphrite albumineuse, etc. etc.*

CHAPITRE VIII.

TRAITEMENT DE LA FIÈVRE TYPHOÏDE

§ 83. — Il n'y a pas de traitement de la fièvre typhoïde, je veux dire de traitement spécial. La fièvre typhoïde, assez fréquemment, se présente sous des aspects variés, avec la prédominance d'une affection vers tel ou tel organe et l'existence d'un cachet particulier. Le problème offre toujours trois éléments à étudier : la maladie, sa forme, et surtout le malade : de cette étude sont tirées les indications qui doivent toujours guider dans l'emploi des agents thérapeutiques et faire rejeter, comme nuisibles ou au moins inutiles, ceux qui sont fournis par un empirisme irrationnel.

§ 84. — Dans les temps ordinaires et en dehors des épidémies, la médication de la dothiénentérie est d'une très-grande simplicité : surveiller les malades, favoriser la marche de la maladie, combattre les complications si elles se présentent, s'abstenir de tout moyen perturbateur et exclusif lorsque rien n'en réclame l'emploi : c'est là la *méthode expectante* la plus juste de toutes et la plus féconde en heureux résultats.

La médication expectante ne condamne pas à l'inertie, à la tranquille et triste contemplation du mal, elle consiste à attendre qu'il soit nécessaire ou au moins opportun d'agir, et alors à mettre tout en usage selon l'indication.

Tous les médecins n'ont pourtant pas renoncé, et il s'en faut, aux méthodes systématiques, et quelques-uns qui ont obtenu de bons effets de tel ou tel mode de traitement, parce que les cas étaient simples, uniformes, proclament presque qu'il est infaillible ou tout au moins qu'il leur permet de guérir l'immense majorité de leurs malades.

En face de la gravité si variable de la fièvre typhoïde,
de sa mortalité si diverse, on pourrait affirmer *a priori*
qu'il y a là du mirage et de l'engouement, si l'on n'avait
d'ailleurs des preuves absolues attestant que ces médications merveilleuses pendant quelques mois, échouent complétement les mois suivants, au grand étonnement et presque à la stupéfaction de celui qui consciencieusement les
croyait pour longtemps à l'abri de tout revers.

Ces illusions, dignes d'un autre âge, ont surtout eu lieu
à propos des médicaments évacuants, sur lesquels des praticiens avaient fondé tant d'espérances qu'il ne leur serait
pas venu à l'esprit de chercher aucun agent en dehors
d'eux. Leur désappointement a dû être grand pendant
l'année qui vient de s'écouler, car les laxatifs de toute sorte
n'ont pas empêché la mort de moissonner largement les
sujets atteints.

Comment comprendre la pratique de ceux qui prescrivent à l'avance à leurs typhiques un purgatif tous les
deux jours jusqu'à la fin de la maladie, comme on prescrit
une pilule de proto-iodure de mercure par jour dans le
traitement de la syphilis, surtout quand il est facile de
voir des malades tout à fait semblables aux premiers et à
côté d'eux guérir avec de la limonade et des lavements ?
Par la congestion forcée de la muqueuse de l'iléon, par le
développement des gaz et la distension de l'intestin, l'excitation de ses mouvements, est-on bien sûr de ne jamais produire d'entérorrhagie et de perforation intestinale ? D'un
autre côté, n'arrive-t-il pas souvent qu'on éteint l'appétit
renaissant du malade et qu'on détermine chez lui une diarrhée abondante qui se prolonge plus longtemps qu'on ne
voudrait en affaiblissant ses forces ? Les faits répondent
par l'affirmative.

Le secret de la vulgarisation des purgatifs est dans la

fréquence de la *forme commune* de la fièvre typhoïde, qui s'est montrée presque constamment pendant ces dernières années,— la forme abdominale,— et dans la facilité de la prescription de ces agents. C'est à cause de cette facilité même que je les attaque, car elle conduit inévitablement à en abuser. Derrière ceux qui les emploient avec discernement sont ceux qui les prodiguent en aveugles. Est-ce à dire que je les proscris complétement? Loin de là, je m'en servirai quand ils seront indiqués comme des autres médicaments, car ils peuvent rendre de grands services, mais je rechercherai leur indication. Je dois pourtant ajouter que si j'étais réduit à choisir entre toutes les médications exclusives, je préférerais la médication évacuante, parce qu'elle est la moins dangereuse; mais, Dieu merci, nous n'en sommes pas là.

§ 85. — Quelles sont donc les indications qui peuvent se présenter dans le cours d'une dothiénentérie? — On sait que nous nous attachons plus particulièrement aux formes cérébrales et thoraciques.

La dothiénentérie nous offre une éruption intestinale spécifique contre laquelle il n'y a rien de plus à faire que contre l'éruption variolique, rubéolique ou scarlatineuse, et des fluxions sanguines vers divers viscères. Lorsque ces fluxions sont modérées ou lorsqu'elles ne se passent pas dans les organes les plus importants, il n'y a le plus souvent qu'à rester simple spectateur des efforts de la nature; mais, quand le fluxus est plus vif, quand à la congestion succède l'inflammation ou l'hémorrhagie, et surtout quand ces affections atteignent un organe dont l'intégrité est nécessaire à la vie, il faut sortir de l'observation pure pour entrer dans un rôle plus actif.

On peut combattre directement ces affections en attaquant la manifestation elle-même, ou indirectement en la modifiant par substitution, en la déplaçant par dérivation, et en déterminant ou en favorisant certaines sécrétions et certains flux qui la jugent.

Dans la médecine rationnelle, les procédés thérapeutiques doivent imiter ceux de la nature ; or, si nous suivons avec une scrupuleuse attention la marche de la maladie, nous verrons souvent une congestion céphalique ou une méningite imminente céder à une ou plusieurs épistaxis abondantes , ou à une entérorhagie même. Je ne dis pas méningite déclarée, car il est rare alors que les hémorrhagies se montrent, comme il est rare que les traitements réussissent. Nous verrons une congestion pulmonaire simple ou apoplectiforme disparaître à la suite de sueurs copieuses. De même, la fièvre cérébrale et la broncho-pneumonie typhoïde arriveront après la suppression trop rapide de l'hémorrhagie, des sueurs ou de la diarrhée. D'un autre côté, si ces deux affections, fièvre cérébrale et broncho-pneumonie, existent en même temps, l'une s'améliorera quand l'autre s'aggravera , et elles subiront ainsi l'une et l'autre, et l'une par l'autre, des fluctuations en bien et en mal jusqu'à la fixation définitive de l'une d'elles d'un côté ou même jusqu'à la terminaison funeste.

Il s'agit donc de substituer à une affection une autre de même espèce, de déterminer des phénomènes critiques qui la jugent, ou, en l'absence de ces derniers, d'employer contre elle des moyens artificiels équivalents. On est ainsi conduit, selon l'état de force et de résistance de l'économie, à faire usage de la saignée générale, des saignées locales, sangsues et ventouses, des révulsifs cutanés, vésicatoires, sinapismes, frictions avec le vinaigre aromatique ou autres substances, des évacuants, vomitifs et purgatifs, des sudorifiques, des bains et des affusions, etc.

Nous allons passer rapidement en revue ces divers agents ; nous parlerons ensuite de quelques autres médicaments dont il n'est pas aussi facile, que pour les précédents d'expliquer le mode d'action, mais dont l'utilité a été reconnue, ce qui vaut mieux en pratique que les plus logiques explications. Nous sommes loin, comme on le voit des médications systématiques.

§ 86. — *Des émissions sanguines générales et locales.*
Dans la forme abdominale, les émissions sanguines générales ou locales sont habituellement inutiles ; pourtant, chez les individus forts, elles peuvent être au début employées avec avantage. A l'imminence de la fièvre cérébrale ou auparavant, lorsque certains signes, comme une céphalalgie intolérable, la font craindre, l'indication est formelle, si le sujet est en état de les supporter. Les médecins qui, comme M. le professeur Bouillaud, les prescrivent d'une façon méthodique les ont souvent vues enrayer des accidents cérébraux menaçants. Mais, si la méningite ou l'apoplexie méningée est nettement établie, on est rarement aussi heureux, et l'affection cérébrale ou cérébro-spinale suit la plupart du temps, quoi qu'on fasse, sa marche fatale. Même au commencement de la dothiénentérie, les saignées seront rejetées quand le pouls sera petit et faible, quand l'adynamie sera évidente ; il faudra avoir recours à des moyens tout à fait différents. A plus forte raison, quand elle aura parcouru une partie de ses périodes et surtout à la fin, en sera-t-on très-sobre, car on n'oubliera pas avec quelle facilité le sang se détruit dans la fièvre typhoïde et avec quelle lenteur il se reproduit.

Préférera-t-on la phlébotomie ou les évacuations locales? Tout dépendra de la force et de l'ampleur du pouls et de

la vigueur du sujet. Il y a toujours trois éléments dans le
problème, comme nous le disions tout à l'heure, il y a à
traiter la maladie, sa forme spéciale, et surtout le malade.
Une fois la détermination prise, la ligne de conduite tracée,
on les suivra franchement et sans timidité. Or il est incontestable que la méthode des émissions sanguines à courts intervalles, a, sur les autres méthodes de saignée, un immense
avantage ; M. Bouillaud l'a démontré d'une façon irréfutable. La saignée amène un soulagement rapide et de peu
de durée (à moins que les accidents ne soient arrêtés du
premier coup); si on la renouvelle suffisamment vite, on
pourra enrayer le mal, et par conséquent guérir la maladie. Si on attend pour la répéter que les choses soient revenues au même point, le mal aura empiré et sera plus
difficile à vaincre. Finalement, le patient sera affaibli des
deux côtés, mais d'une part il guérira avec son affaiblissement, et de l'autre il mourra avec lui. Il est donc nécessaire d'employer les émissions sanguines avec énergie et
suite, ou de s'en abstenir, ou encore de s'en servir seulement comme d'un adjuvant. Nous nous occuperons plus
loin d'autres agents thérapeutiques qui sont aussi d'une
grande efficacité.

L'affection pulmonaire arrive en général un peu plus
tard que l'affection du cerveau ; cependant les émissions
sanguines locales, les ventouses scarifiées, la modifient
avantageusement ; même dans des cas où j'aurais hésité à
les mettre en usage, vu l'état du sujet, elles ont été d'une
utilité remarquable. On ne les négligera donc pas lorsque
les râles muqueux, les râles sous-crépitants et le souffle, se
feront entendre dans la poitrine. Les réflexions que j'ai
faites précédemment sont applicables ici.

OBSERVATION XLI.

Fièvre typhoïde, avec prédominance thoracique et cérébrale. Céphalalgie, insomnie, agitation, rêvasseries, délire; diarrhée, météorisme; respiration anxieuse et saccadée; broncho-pneumonie double très-étendue; râles crépitants, souffle, râles sibilants; transpiration; pouls irrégulier. Saignées, ventouses, vésicatoires, tartre stibié, acétate d'ammoniaque. Guérison. Durée : 24 jours.

Deschamps (François), 29 ans, domestique (maître d'hôtel); entre, le 27 mars 1863, à la Maison municipale de santé, dans le service de M. Cazalis, 2ᵉ étage, chambre 34. Il a une bonne constitution et un tempérament nerveux.

Le 24 mars, il fut pris d'une violente céphalalgie avec étourdissements; cependant il continua à travailler, et le jour même servit à table un grand nombre de personnes.

Il en fut de même le 25 mars.

Le 26, il se mit au lit.

Le 27, il fut purgé avec 40 grammes da sulfate de magnésie, et il entra le soir à la Maison de santé.

28. Le malade est un peut pâle, la face est contractée, les traits tirés, les yeux un peu hagards, la langue est recouverte d'un enduit blanchâtre, le ventre est à peine douloureux à la pression, pas de gargouillement, un peu de ballonnement, cinq ou six selles diarrhéiques depuis hier, rien dans la poitrine, pouls dur et serré, épistaxis de quelques gouttes, insomnie. — Deux lavements de camomille; limonade, bouillon.

Le 29. Céphalalgie violente, insomnie, rêvasseries, stupeur, strictum marqué du thorax, respiration anxieuse et bruyante; rien pourtant à l'auscultation. La méningite est à craindre si le malade ne saigne pas du nez. D'ici ce soir, on lui fera une saignée de 250 grammes.

Le 30. Le sang tiré de la veine n'est pas couenneux. Le malade a été mieux hier après la saignée, mais dans la nuit il a eu du délire, il a beaucoup parlé, il s'est levé pour aller se promener; il n'a presque pas dormi. La respiration est toujours difficile, cependant on n'entend que quelques râles sibilants des deux côtés dans la poitrine, à peine de la diarrhée, deux ou trois selles par jour; le pouls se dilate un peu, il bat 90 fois par minute. — Une bouteille d'eau de Sedlitz.

Le 31. Deux selles, délire moins fort pendant la nuit, céphalalgie, légère douleur dans le côté droit ; on entend des râles sous-crépitants dans une certaine étendue ; pouls à 95. — Encore deux verres d'eau de Sedlitz.

1er avril. Beaucoup d'agitation et de délire cette nuit, respiration gênée, 40 respirations ; souffle dans la poitrine, sur le côté droit de la colonne vertébrale et râles crépitants tout autour, matité aux mêmes points. — Huit ventouses en arrière ; potion avec kermès 0,30 ; pectorale.

Au soir, souffle de haut en bas dans le poumon droit, râles crépitants jusqu'au sommet, matité étendue, un seul crachat jaune foncé adhérent au vase, se rapprochant des crachats pneumoniques. Large vésicatoire sur le thorax.

Le 2. Ventre un peu ballonné, pas de taches rosées lenticulaires, pas de douleur à la pression. Transpiration cette nuit, deux garde-robes. Même respiration, mêmes phénomènes physiques, pas de crachats ; pouls large et dur, à 100. — Saignée de 150 gr. ; violette, potion avec 0,05 de tartre stibié, bouillon.

A la visite du soir. Le malade se découvre continuellement et veut se lever ; rêvasseries ; cependant il est facile de le rappeler à la raison, et il répond alors assez bien aux questions qu'on lui adresse. L'intelligence n'est pas profondément atteinte, elle est seulement troublée. Facies un peu tiré et pâle ; enduit jaunâtre collant sur les lèvres et le milieu de la langue ; les bords et la pointe de celle-ci sont rouges. Peau chaude et sèche ; pouls plein, à 105, régulier pendant 20 ou 30 pulsations, puis irrégulier pendant 3 pulsations ; il existe un temps d'arrêt suivi de 3 pulsations lentes, après lesquelles la régularité se rétablit. Si l'on ausculte le cœur, on trouve la même intermittence dans ses bruits et dans ses battements. Ces derniers sont énergiques et la pointe de l'organe vient battre avec violence la paroi thoracique. Pourtant on n'entend aucun bruit anomal à l'auscultation, si ce n'est par instant un léger prolongement du premier bruit. Le volume du cœur est normal.

La pneumonie s'est encore étendue. Dans toute la hauteur du poumon, en avant et sur les parties latérales, on entend du râle crépitant, ainsi qu'au sommet ; en arrière, souffle partout, excepté tout à fait en bas, où il y a du râle sous-crépitant. Voilà pour le côté droit. A gauche, vers l'épine de l'omoplate et un peu au-dessous, expiration prolongée, rude, puérile ; quelques râles sibilants et muqueux plus bas. Le ventre est légèrement ballonné ; pas de taches, pas de selle aujourd'hui. Le sang de la saignée est couenneux et le caillot rétracté. Vésicatoire en avant, au-dessous de la clavicule ; lavement.

Le 3. Beaucoup de diarrhée pendant la nuit, six selles involontaires dans le lit, rêvasseries et délire. Plus de calme ce matin ; pouls mou, sans tension, à 100; langue collante, sèche à la pointe ; moins de souffle; la respiration revient dans les points malades. — Violette ; potion avec tartre stibié 0,02 ; bouillon.

Au soir, rougeur de la face ; pouls plus serré, à 110; langue jaunâtre, collante ; ballonnement du ventre, pas de taches rosées lenticulaires; respiration toujours gênée, 42 par minute ; à peine de la toux, pas d'expectoration ; râles muqueux en avant, à droite et en arrière; râles sous-crépitants.

Le 4. Beaucoup de diarrhée, météorisme, langue sèche et fendillée; respiration bruyante, à 48; coloration rosée de la face, rêvasseries, peau en sueur, pouls à 108. — Supprimez le tartre stibié; potion avec, infusion de polygala ; esprit de Mindererus 60 grammes. Bouillons; deux lavements de camomille, ventouses sèches sur le thorax.

Le 5. Mieux marqué, le malade est couché sur le côté gauche, et cependant il sommeille librement ; 25 respirations, mais il a encore été agité la nuit et a eu du délire ; il y a seulement quelques râles sous-crépitants dans la poitrine ; encore de la diarrhée ; pouls à 100.

Le 6. Respiration calme, à 22 ; râles sous-crépitants et sibilants en arrière à gauche ; encore un peu de souffle à droite, avec des râles sous-crépitants de retour et quelques râles sibilants ; diarrhée continue, météorisme ; rêvasseries la nuit, agitation ; pouls souple et sans roideur, à 100. — Ventouses scarifiées conditionnelles.

Le soir, même état. On n'entend plus guère que quelques râles sibilants avec un peu de souffle à l'expiration; les ventouses ne sont pas appliquées.

Le 7. Malgré la diarrhée, la nuit a été bonne; sommeil; pas de délire ; langue humide et collante; pouls à 100, 20 respirations. —Eau pannée, sucrée avec sirop de capillaires; deux laits de poule, lait pour la nuit.

Au soir, transpiration, pouls mou, à 100; râles sibilants plus nombreux et plus forts des deux côtés, encore des râles crépitants au sommet du poumon droit.

Le 8. Le souffle a disparu complétement du poumon droit; il ne reste plus que des râles sous-crépitants, muqueux et sibilants; rien à gauche, sonorité normale des deux côtés; 18 respirations par minute, 90 pulsations; encore de la diarrhée, pas de sueur, sommeil trouble soulement par quelques rêvasseries, pas de céphalalgie ; la langue se nettoie. — Bouillon, potage, lait de poule.

Le 9. Pouls à 70, normal ; 18 respirations ; peau encore chaude, sueurs assez abondantes, la nuit ; diarrhée.

Le 10. Encore le dévoiement, mais il n'y a plus de fièvre, le sommeil est bon, il ne reste que quelques rêvasseries. Le malade se lèvera demain. — Eau vineuse, maceratum de quinquina, 1 degré.

Les 11 et 12. Encore des râles sous-crépitants à droite et même à gauche ; diarrhée ; pouls petit, à 60. — Décoction de quinquina, vin, 1 degré.

Le 13. Le dévoiement est presque arrêté, le ventre n'est pas ballonné ; amaigrissement.

Le 19. Respiration normale, murmure vésiculaire pur. Le malade est guéri. — 4 degrés.

Exeat le 24 avril.

OBSERVATION XLII.

Fièvre typhoïde à forme thoracique. Diarrhée, taches lenticulaires ; sueurs ; céphalalgie, rêvasseries, puis broncho-pneumonie. Ventouses scarifiées, épistaxis. Guérison. Durée : 24 jours.

Dantin (Francisque), 19 ans, ébéniste, entré, le 13 août, à la chambre 23, 3ᵉ étage ; garçon assez robuste, bien musclé ; teint brun, coloré ; il est malade depuis six jours ; céphalalgie, étourdissements, peau chaude, pouls large, à 100 ; quelques petites douleurs de ventre, pas de diarrhée, murmure vésiculaire normal. — Limonade, bouillon.

Les jours suivants, les mêmes symptômes persistent ; de plus, il survient une diarrhée très-modérée, et des taches lenticulaires se montrent sur le ventre ; des sueurs assez abondantes arrivent le 14, le 15 et le 16 août ; quelques rêvasseries interrompent le sommeil. — Expectation pure, pas de purgatif.

Le 17. Les sueurs se suppriment sans cause appréciable ; râles sibilants dans la poitrine depuis trois jours.

Le 18. Aux râles sibilants ont succédé les râles muqueux à gauche et les râles sous-crépitants à droite ; gêne de la respiration. Le pouls est moins fort que lors de l'entrée, pourtant il a encore de l'ampleur et de la résistance.

On se contente de donner de la tisane chaude au malade.

Le 19. Même état avec un peu d'aggravation; les sueurs n'ont pas reparu. — Huit ventouses scarifiées sur la partie droite postérieure du thorax.

Le 20. Dès le lendemain, amélioration notable dans la respiration. hier épistaxis.

Le 21. Sueurs cette nuit.

A partir de ce moment, les sueurs s'établissent; les phénomènes stéthoscopiques se modifient lentement jusqu'à la disparition complète des râles qui a lieu le 27 août. Le malade maigrit, et la faim se fait bientôt sentir. Le 25, on lui donne une portion, et deux le 27 août.

Le 1er septmbre, il est complétement guéri; il ne part pourtant que le 11 septembre, en parfait état, il est vrai.

§ 87. *Des révulsifs cutanés, vésicatoires, sinapismes, frictions,* etc. — Ils ont leur utilité, de même que les émissions sanguines; tandis que la saignée agit directement sur le sang, et, en amenant une déplétion du système vasculaire, tend à diminuer ou à faire disparaître les congestions; les révulsifs tendent à déplacer les fluxus cérébraux ou thoraciques, pour les porter vers des organes moins sensibles que les centres nerveux et les poumons. Les vésicatoires doivent être employés chez les malades qui ont peu de résistance, qui sont dans un état de débilité plus ou moins prononcée, dont le pouls est petit et faible, et quand l'affection dure déjà depuis quelque temps. Outre qu'ils agissent par révulsion, ils activent la vitalité, excitent la circulation et relèvent le pouls; aussi sont-ils efficaces non-seulement contre les accidents locaux, mais contre les états généraux graves. Dans la forme adynamique, même lorsqu'il n'existe pas de localisation apparente, on ne doit pas hésiter à appliquer des vésicatoires aux cuisses ou ailleurs, s'il y a un danger réel, à promener des sinapismes sur les membres et à faire des frictions sur le tronc. Ces moyens, que l'on met en usage souvent avec banalité et qui sont à ce titre rejetés

15

par certains médecins, n'en ont pas moins une très-grande
activité.

Sudorifiques. — Les sudorifiques, comme les prépara-
tions antimoniales, et particulièrement le tartre stibié à
faible dose, servent surtout contre les manifestations thoraciques. Il en est de même de la poudre de Dower, des
tisanes chaudes, etc.

Bains. — Les bains réveillent les fonctions de la peau
et augmentent ses sécrétions; ils sont sédatifs. Ils sont
utiles dans la forme ataxique et dans les cas où il existe
des troubles nerveux mal déterminés. On n'ose pas en général les ordonner quand le malade est affecté d'une
broncho-pneumonie typhoïde, qui est regardée comme
une contre-indication. Sans doute, si le malade se refroi-
dissait il y aurait danger de voir l'affection thoracique s'aggraver ; mais il n'y a pas d'autres raisons
de les proscrire, et on pourra par conséquent en
user, même dans ce cas, quand on sera sûr d'obtenir
toutes les précautions nécessaires contre le refroidissement. Pour cela, on exigera que le bain soit donné dans la
chambre à coucher elle-même.

Affusions. — Outre les bains simples, dans la forme
cérébrale surtout, quelques praticiens prescrivent en même
temps des douches froides sur la tête.

Les douches et les affusions froides, les lotions avec l'é-
ponge mouillée, sont des agents perturbateurs énergiques
qui ont un grand avantage, à la condition qu'une réaction
vive les suive, autrement elles tournent au détriment du
malade. Il en est ainsi des applications de glace sur le

front, si elles ne sont pas continuées assez longtemps. Il ne faut pas les cesser brusquement ; notre 39e observation en est une preuve frappante.

§ 88. *Des évacuants, vomitifs, éméto-cathartiques, purgatifs,* etc. — J'ai dit en commençant combien les purgatifs ont été vantés et combien ils sont fréquemment employés dans le traitement de la dothiénentérie, puisque beaucoup de médecins les regardent presque comme spécifiques de cette maladie. Tous les individus à peu près qui entrent à la Maison municipale de santé avant le huitième jour de la fièvre typhoïde, après avoir été traité en ville, ont déjà été purgés trois ou quatre fois ; certes voilà une affection *bien prise à temps!* A quoi sert le plus souvent une médication aussi active et aussi aveugle ? Accabler les forces du sujet, à le plonger dans l'adynamie, et quelquefois à lui donner une entérite ou une gastrite intense ; si au moins on évitait par là ces accidents si redoutables des poumons et des membranes du cerveau , mais il n'en est rien. On recherchera donc l'indication des évacuants, comme celle des autres agents thérapeutiques, dans les symptômes et la prédominance morbide, et, si l'on rencontre de l'embarras des voies digestives, l'état saburral ou la constipation, on prescrira un vomitif ou un laxatif, selon les cas et selon des circonstances que nous ne pouvons apprécier en détail ici. L'ipécacuanha est souvent efficace au début de la maladie, et le calomel, administré à dose purgative ou à dose réfractée, est préféré, dans la méningite typhoïde, aux simples purgatifs.

Il me reste à parler de quatre médicaments de premier ordre dont le mode d'action n'est pas bien déterminé, mais dont l'utilité et la puissance sont incontestables dans le traitement de la maladie qui nous occupe. Je veux dire : le musc, l'acétate d'ammoniaque, le sulfate de quinine et l'opium.

§ 83. *Opium*. — L'opium à haute dose enraye rapidement le délire aigu avec agitation et violence, qui est le prélude du développement de la méningite ou plutôt un des signes de sa première période. Plus tard, quand l'affection est plus avancée, que des troubles plus profonds sont survenus et que les lésions inflammatoires ou apoplectiques ont succédé aux lésions purement congestives, son action est moins énergique et beaucoup moins sûre. Personne ne sera tenté de le mettre en usage quand la somnolence et le coma seront les phénomènes prédominants; il échouerait infailliblement.

OBSERVATION XLIII.

Fièvre cérébrale typhoïde (variété maniaque). Accès de délire aigu ; délire bruyant, cris, vocifération, agitation, violences; taches lenticulaires, diarrhée, pouls moyen. Opium à haute dose. Sueurs. Guérison. Durée 20 jours.

Il n'y a pas quinze jours, je suis appelé, vers dix heures du soir, dans le service de M. le Dʳ Bourdon ; je trouve au n° 1 du troisième étage, couchée ou plutôt assise et maintenue de force sur son lit, une femme de 32 ans, domestique, la nommée Hemelin (Aimée), qui était entrée depuis deux jours (le 9 septembre) à la Maison municipale de santé. Elle est dans un état d'excitation vraiment effroyable, poussant des vociférations que l'on entend à plus de 50 mètres de la chambre qu'elle occupe, criant à l'assassin, gesticulant avec violence, battant les personnes qui cherchent à la retenir dans son lit ou qui l'y replacent lorsqu'elle en est sortie, les cheveux épars, les yeux hagards, rouges et largement ouverts, la bouche écumeuse, le visage rutilant, le corps recouvert d'une sueur abondante, résultat des efforts exagérés qu'elle fait pour échapper aux étreintes de ceux qui la maintiennent en attendant qu'ils puissent parvenir à lui mettre la camisole de force.

A cette vue, je crois d'abord avoir affaire à un délire maniaque aigu avec fièvre, comme j'en ai vu souvent à la Salpêtrière. On me dit que la malade est accouchée récemment, quoique cela soit erroné, qu'elle est entrée le jour même, quoiqu'elle soit ici depuis quarante-huit heures. Privé du diagnostic du chef de service et de tout renseignement, même de ceux qu'auraient pu me fournir les gens de service ordinaires, je me résous à l'examiner soigneusement pour éclaircir une question intéressante et frapper juste s'il est possible. J'avais présents à la mémoire des exemples récents de délires analogues, mais moins accentués pourtant, chez des dothiénentériques. D'un autre côté, je me rappelais avoir vu dans le service de mon excellent maître M. le Dr Baillarger des malades envoyées comme folles qui n'étaient atteintes que de fièvre typhoïde. J'apprends que notre furieuse a la diarrhée, qu'elle vient d'a voir une selle liquide très-abondante ; je lui découvre le ventre, et j'aperçois une magnifique éruption de taches rosées lenticulaires. L'énigme était tranchée et par le seul signe vraiment décisif. Je pouvais agir en toute connaissance de cause : j'ordonne une potion avec 20 centigr. d'extrait thébaïque, à prendre par cuillerée d'heure en heure, jusqu'à l'arrivée du sommeil. Dès que le sommeil aurait paru, on suspendrait, quitte à recommencer s'il n'était que passager, et si l'agitation succédait à un calme éphémère. La potion étant de 120 grammes, chaque cuillerée contenait 2 centigrammes et demi d'extrait d'opium. après la deuxième prise, la tranquillité s'établit.

Le lendemain matin, la malade parle assez raisonnablement, cependant elle a encore du subdelirium. Vers la fin du jour et le soir le délire revient un peu; on continue l'opium. A partir de ce moment, il n'y a plus d'accès semblable à celui que j'ai décrit plus haut ; il y a encore des rêvasseries ; la dose du médicament est descendue à 0,05 et prescrite jusqu'au 25 septembre, quoique le délire ait alors disparu depuis longtemps. J'aurais préféré donner une dose un peu plus forte d'opium, 0,10 par exemple, pendant quelques jours, avec la condition formelle de suspendre s'il y avait lieu, et puis le supprimer complétement. Quoi qu'il en soit, une crise sudorale arrive, et les choses marchent avec une grande simplicité. La dothiénentérie, devenue réellement bénigne, poursuit son cours avec une diarrhée très-modérée, qui s'arrête tout à fait le 20 septembre.

Aujourd'hui 29 septembre, la malade est en pleine convalescence, elle mange un degré depuis hier, elle est sans fièvre, mais elle est pâle et elle a beaucoup maigri.

OBSERVATION XLIV.

Fièvre typhoïde avec prédominance de phénomènes congestifs vers le cerveau. Céphalalgie violente ; agitation, loquacité, délire ; tremblement des mains, carphologie ; taches lenticulaires ; râles sibilants ; diarrhée. Opium à haute dose. Guérison. Durée : 13 jours.

Day (Thomas), 20 ans, employé de commerce, Anglais arrivé à Paris depuis 15 jours, entre le 16 septembre 1863, à la Maison municipale de santé et est couché à la chambre 24, lit 4, du service de M. Cazalis. Il ne parle pas du tout le français, et d'un bout à l'autre de la maladie, nous sommes obligés de faire avec lui de la médecine véritablement vétérinaire. Cependant la marche de la maladie n'est pas moins clairement suivie ; d'après les renseignements que nous recevons indirectement des personnes qui l'ont accompagné et qui sont Anglaises comme lui, mais s'expriment facilement dans notre langue, il est arrivé de Londres fort bien portant il y a quinze jours, et il est souffrant depuis quatre jours seulement. Il se plaint de la tête, il est très-coloré, yeux hagards, stupeur de la face, il a eu une légère épistaxis ; nous prévoyons un peu de délire pour la nuit prochaine ; la langue est blanchâtre sur le milieu, rouge à la pointe, le ventre ballonné et recouvert d'une trentaine de taches lenticulaires; à peine de la diarrhée ; rien dans la poitrine ; le pouls est plein et résistant, à 110. — Limonade, bouillon ; lavement émollient.

18 septembre. Il a eu du délire cette nuit et il a cherché à se lever ; un purgatif. Au soir le délire augmente, il est encore sans violence, mais il y a de l'agitation, du tremblement des mains, de la carphologie, une loquacité inintelligible bien entendu ; la figure est rouge, le regard animé, le pouls fort. J'ordonne une potion avec 20 centigrammes d'extrait thébaïque que l'on commencera dès que le délire sera plus bruyant, ce qui ne peut manquer d'arriver au commencement de la nuit. Il se met en effet bientôt à crier, il s'agite violemment dans son lit, il se lève, et on a de la peine à le maintenir couché, pourtant on n'est pas obligé de lui mettre le gilet de force. Il prend une première cuillerée de la potion à 8 heures, puis à 9 heures et à 10 heures. Le calme arrive et il s'endort. Il se réveille vers minuit, on lui administre une nouvelle cuillerée, puis une autre à une heure. Le sommeil recommence, et la potion est suspendue jusqu'au moment de la visite du lendemain.

La 19. Le délire n'a pas encore complétement cessé, mais il est bien moindre. Il est convenu qu'on agira la nuit prochaine comme la précédente. Le résultat est encore meilleur. Le malade ne prend que deux cuillerées.

Le 20. Il est beaucoup mieux. La fièvre existe toujours, la peau est chaude et le pouls bat 100 fois par minute, la langue est rouge, et deux ou trois râles sibilants se font entendre dans la poitrine, mais le malade est tranquille ; M. le docteur Luys, qui prend le service aujourd'hui, descend à 0,05 la dose d'extrait thébaïque.

Le 21. Le lendemain, le malade peut s'en passer. Il est calme ; sueur, et diarrhée abondante depuis hier. — Potages.

A partir de ce moment tout marche avec régularité. Le 24 on prescrit un degré d'aliment; la diarrhée est presque arrêtée. Le 27 septembre, deux degrés. La fièvre est tombée, et le malade nous dit par interprète qu'il se trouve très-bien, mais qu'il a faim.

Le 29, il peut être considéré comme en convalescence; il sort le 9 octobre.

L'effet de l'opium est net et péremptoire dans les deux cas qui précèdent : le délire est continu, l'insomnie persistante, l'un et l'autre cessent dès que l'opium est administré à dose suffisante, sans qu'aucun agent étranger ait été donné en même temps.

L'opium a été administré à haute dose, et c'est là le secret de son succès. Tous les jours, pendant le cours de la fièvre typhoïde, on prescrit des potions diacodées, qui ne sont autre chose, dans les hôpitaux, que des juleps avec 0,025 milligrammes d'extrait thébaïque, sans obtenir de résultat avantageux. 25 milligrammes en trois fois, cela fait moins de 1 centigramme à chaque fois. Le cerveau malade n'est point touché par cette quantité faible : que l'on mette à la place une quantité convenable, et tout est changé : le même médicament, qui était impuissant, devient héroïque. A la fin de la maladie, la somme de poison absorbé est-elle énorme ? est-elle plus considérable dans le second cas que dans le premier ? Non ; mais, d'un côté, on a fait une médication banale, et de l'autre, une médication utile.

D'après Van Swieten et Boerhaave, l'opium est sédatif de la circulation. M. Trousseau le regarde comme excitant de la circulation ; Razori et les Italiens, comme stimulant, et Barbier, d'Amiens, comme perturbateur. Il est aussi sudorifique. On admet généralement qu'il porte la congestion vers les centres nerveux, et que c'est ainsi qu'il amène le sommeil. Pendant le délire aigu de la fièvre typhoïde, de même que pendant le délire aigu de la manie, il existe un fluxus sanguin manifeste dans ces organes. L'opium agirait-il en déterminant sur le cerveau une congestion substitutive, si je puis m'exprimer ainsi, pour provoquer ensuite une sorte de crise salutaire, ou bien la théorie de son action sur l'encéphale, généralement ad-

mise, serait-elle fausse? C'est ce que nous ne savons pas
et ce que nous n'essayerons pas de pénétrer. Voici un fait
d'observation, peu importe sa raison !

§ 90. *Musc et acétate d'ammoniaque.* — Le musc et
l'acétate d'ammoniaque sont, dit-on, antispasmodiques et
excitants. Je les ai vus réussir dans quelques formes de
dothiénentérie dites *ataxiques* et lors de l'existence d'une
broncho-pneumonie avec subdélirium. Leurs effets n'ont
jamais été aussi facilement appréciables et aussi énergiques que ceux de l'opium ; pourtant ils ne peuvent être
révoqués en doute. Je citerais des faits nombreux qui
prouvent leur incontestable utilité, si je ne craignais d'être
conduit à des longueurs fastidieuses, et si d'ailleurs plusieurs de nos observations, déjà produites, ne menaient
directement à cette conclusion.

Leur emploi me paraît particulièrement indiqué chez les
malades affaiblis, à sang pauvre. — Dans les formes ataxo-
adynamiques, on donnera le musc à la dose de 60 centigrammes, ou 1 gramme 50, — et l'acétate d'ammoniaque
de 4 à 6 grammes en potion, à prendre par cuillerée.

Il sera souvent nécessaire d'administrer, concuremment
avec eux, les toniques.

§ 91. *Sulfate de quinine.* — Le sulfate de quinine, considéré dans certaines contrées comme une panacée uni-
verselle, est employé tous les jours, d'une façon abusive,
contre l'entéro-mésentérite, parce que quelques praticiens
le prescrivent en toute circonstance, sans s'inquiéter de la
forme de la maladie ni des indications qu'elle présente.
Le sulfate de quinine n'est pas, en effet, fréquemment indiqué; pourtant il existe des cas déterminés qui le ré-
clament et qui en sont parfaitement justiciables. D'abord,

dans la dothiénentérie, la fièvre est souvent rémittente ; — mais cette rémittence n'a qu'une médiocre importance, et il ne faut pas en exagérer la portée. Il survient aussi parfois, pendant son cours, des frissons plus ou moins réguliers, des sueurs trop abondantes, et enfin même des accès pernicieux ; il faut avoir l'œil ouvert sur cette tendance, afin d'y couper court. La périodicité n'est pas absolue ; néanmoins les antipériodiques font merveille. Ce sont les cas auxquels il faut en restreindre l'usage.

Je n'ajouterai qu'une petite réflexion à propos de l'époque de leur administration.

Le début de la dothiénentérie n'est pas le moment favorable pour que leur action soit puissante et efficace, même quand le mouvement fébrile offre une intermittence marquée, mais il arrive plus tard, dans le cours de l'affection, et on ne doit pas l'oublier, surtout à la fin, quand la convalescence se fait attendre (obs. 46). Cette remarque m'a été suggérée par M. Cazalis, et l'observation de Chauvel en prouvera toute la justesse.

OBSERVATION XLV.

Fièvre typhoïde avec phénomènes intermittents. Céphalalgie, rêvasserie délire, agitation, insomnie ; respiration anxieuse ; râles sibilants ; pas de diarrhée, météorisme ; taches lenticulaires, miliaire, sueurs, frissons. Sulfate de quinine. Amélioration rapide. Guérison. Durée : 16 jours.

Cabanis (Ferdinand), 21 ans, employé de commerce, entre, le 10 août 1863, à la Maison municipale de santé, troisième étage, chambre n° 19, lit n° 3. Tempérament nerveux, constitution moyenne. Malade depuis le 3 août ; courbature, céphalalgie, douleurs dans le ventre, gargouillement dans la fosse iliaque, diarrhée jusqu'au 8 août. Elle a cessé après l'administration d'un purgatif. Une seule tache rosée lenticulaire sur l'abdomen. Deux épistaxis : l'une hier, l'autre aujourd'hui. Agitation, insomnie et rêvasseries nuit ; pouls petit, à 100.

Limonade, bouillon.

11 août. Nuit agitée, pas de sommeil. Le malade s'est levé, il voulait sortir. Ce matin, stupeur, réponses lentes ; pouls petit, à 94 ; râles sibilants des deux côtés dans la poitrine. Sueurs abondantes pendant la nuit.

Limonade tartrique ; musc 0,60, extrait sec de quinquina, 2 gr.; extrait thébaïque, 0,05, en six pilules, une toutes les deux heures.

Au soir, pouls petit, irrégulier, à 90 ; rougeur et hébétude de la face, assoupissement, cependant réponses sensées ; langue recouverte d'un enduit jaunâtre, ventre ballonné, une tache. Deux selles aujourd'hui. La respiration est anxieuse et gênée.

Le 12. Délire bruyant la nuit, calme en ce moment, paroles raisonnables ; langue jaune, rouge à la pointe, humide ; respiration difficile, saccadée, et pourtant quelques râles sibilants seulement dans les bronches ; ventre météorisé, pas de selle depuis hier ; pouls petit, à 80. Le malade a eu un frisson hier et un autre ce matin — à des heures différentes. Il a sué trois chemises à la suite. — Potion avec infusion de café, 150 gr.; sulfate de quinine, 0,50 ; extrait et sirop de quinquina, eau vineuse au quinquina ; lavement de camomille.

Le 13. Amélioration. Pas de délire cette nuit ; cependant il y a eu trois ou quatre petits frissons hier. La peau est sans chaleur, mais moite ; le pouls petit, à 80 ; la tête lourde ; plusieurs taches lenticulaires se montrent sur l'abdomen ; gargouillement dans la fosse iliaque droite. Deux selles depuis vingt-quatre heures.

A la visite du soir. Deux petits frissons dans la journée.

Le 14. Va bien. Quelques mouvements nerveux. — Ajoutez à la potion quinze gouttes de teinture de castoréum.

Le 15. Le subdélirium a complétement disparu ; il n'y a plus de frissons, mais encore beaucoup de sueurs ; peau médiocrement chaude ; pouls lent, à 70 ; pas de diarrhée.

Le 16. Calme, sommeil la nuit ; sept ou huit selles diarrhéiques ; Pouls à 90. En somme, va très-bien. — Supprimez les médicaments ; un degré.

Le 17. Éruption de miliaire dans le dos.

Le 18. La fièvre et la diarrhée sont passées. — Deux degrés

Le malade entre en convalescence, se lève.

Le 22. Il se lève et va au jardin.

1er septembre. Il sort en parfait état.

§ 92. *Des toniques et de l'alimentation*. — Plusieurs des médicaments dont nous avons parlé précédemment exercent une action excitante générale et une action sti-

mulante locale sur certains organes. Dans la forme adynamique, lorsque le pouls est petit et faible, les tissus pâles,
et à la fin de presque toutes les fièvres typhoïdes, alors
que les individus sont débilités, il ne faut pas hésiter,
quelles que soient d'ailleurs les manifestations morbides, à
user largement des toniques, du quinquina de diverses
manières, en poudre, en extrait, en sirop, en vin, en tisane, et de l'alimentation réglée et progressive. On relè-
vera ainsi les forces des sujets, on leur donnera la résistance nécessaire pour supporter les complications, on
déterminera les réactions et on abrégera les convales-
cences.

En parcourant cet ouvrage, si on a jeté un coup d'œil
rapide sur nos observations, on n'aura pas été sans remarquer qu'aucun de nos malades n'est resté, à aucune époque
de la dothiénentérie, à la diète absolue. Beaucoup de médecins des hôpitaux de Paris nourrissent aujourd'hui
leurs malades, et, loin de craindre d'alimenter la fièvre,
ils redoutent davantage de voir l'individu vivre trop exclusivement aux dépens de sa propre substance. L'amaigrissement, qui est nécessaire et favorable, n'en arrivera
pas moins, mais il se tiendra dans des limites raisonnables.
Pourtant il ne faudrait pas tomber d'un excès dans l'excès
contraire, et fuir les dangers de l'inanition pour échouer
à d'autres écueils. On évitera les indigestions et les entérites. On tâtera la faculté digestive du sujet, et on la
prendra pour guide. On peut, assez souvent, s'en rapporter à l'appétit des malades, non pas à leur appétit apparent, mais réel, car quelques-uns se croient capables
de tout dévorer qui mangent à peine quand ils sont à
l'œuvre, et d'autres sont dégoûtés et ne demandent rien,
qui absorbent volontiers quand ils ont commencé.

Il existe, en effet, quelques dothiénentériques qui refusent toute sorte d'aliments, les uns par perversion des sensations, les autres par perversion des idées. Ils ont souvent alors un léger délire, auquel il ne faut pas se laisser tromper. On ne devra tenir compte que de leur faiblesse, et les forcer à se nourrir après leur avoir préalablement administré un purgatif, si cela est utile, pour débarrasser les voies digestives et combattre l'état saburral qui étouffe le sentiment de la faim.

Voici un exemple frappant des résultats de la diète absolue, même de courte durée, chez un individu déjà affaibli, et des médications intempestives et mal dirigées. C'est l'observation d'un de mes jeunes amis, externe à l'hôpital Lariboisière, que je fis transporter à la Maison de santé, mourant d'inanition, au huitième jour d'une fièvre typhoïde, survenue à la suite d'un rhumatisme datant de deux mois.

OBSERVATION XLVI.

Fièvre typhoïde, avec accès intermittents au début; sulfate de quinine, diète absolue : inanition; délire, hallucinations, perte de connaissance; tremblement des lèvres et des doigts; taches lenticulaires; deux hémorrhagies intestinales ; sueurs ; pleuro-pneumonie épanchement; amaigrissement. Vésicatoires, tartre stibié, toniques, quinine. Guérison. Durée : 45 jours.

Chauvel (Henri), 23 ans, entre le 22 avril 1863, au 2e étage, chambre n° 8, service de M. le Dr Cazalis, Maison municipale de santé. Il avait déjà souffert pendant deux mois d'un rhumatisme musculaire, il en était à peu près guéri le 10 avril, il crut pouvoir reprendre ses fonctions d'externe ce même jour, malgré sa faiblesse, mais il ne retourna que quatre jours à l'hôpital, les forces lui manquèrent ; le cinquième jour, il fallut rester au lit, c'était le 14 avril, il fut pris de céphalalgie, de courbature, d'inappétence, de nausées et de fièvre. Insomnie la nuit, épistaxis le quatrième jour. Il eut, paraît-il, quelques accès intermittents. On lui administra le sulfate de quinine à la dose de 1,50 par vingt-quatre heures. Pendant sept jours, il ne prit pour tout aliment que du sulfate de quinine et de l'eau de groseilles, pas une cuillerée de bouillon. Je le vis le huitième jour ; il mourait d'inanition ; maigreur marquée de la face, traits tirés, anorexie complète ; il ne pouvait et ne voulait rien avaler ; langue blanchâtre ; pouls petit, filiforme, à 120 ; délire bruyant la nuit ; le jour, délire calme, rêvasseries, hallucinations ; il voyait du feu partout. Il ne reconnaissait personne ; il faut excepter pourtant deux ou trois amis qu'il nommait et auxquels il cherchait à parler. Pas de diarrhée, mais un peu de ballonnement du ventre, taches rosées lenticulaires ; quelques râles sibilants dans la poitrine.

Malgré l'existence des accès intermittents, il n'y avait pas à hésiter, le diagnostic était précis. Je fis donner immédiatement au malade du vin et du bouillon pour relever momentanément ses forces, et je le plaçai sur un brancard pour l'emmener à la Maison municipale de santé. Il supporta assez bien le voyage. Une fois arrivé, on lui fit des frictions aromatiques sur les membres, on lui donna de l'eau vineuse au quinquina, et de temps à autre du bouillon. Le sulfate de quinine fut naturellement proscrit.

Le 23. Mêmes symptômes, mais de plus mouvements choréiformes des lèvres et des doigts. On espère que ces phénomènes sont sous la dépendance du sulfate de quinine — Limonade, bouillon.

Au soir, rougeur de la face, un peu de moiteur ; pouls vif, à 130.

Le 24. Il a un peu dormi ; cette nuit a été plus calme que la précédente, qui avait été agitée, moins d'hallucinations, mais délire et rêvasseries. Toujours du tremblement des lèvres et des mains. Il ne reconnaît pas tout le monde, mais quelques personnes. Rougeur des téguments le soir ; pouls vif, à 120, pas d'épistaxis, un peu de sueur. Deux selles par jour à la suite des lavements, pas de météorisme, les taches persistent, rares rhonchus sibilants dans la poitrine.

Le 25. Mieux, la transpiration continue, la fièvre est plus forte le soir. Il reconnaît maintenant tous ceux qui viennent le voir, et ne divague que quand on le fait causer trop longtemps. Il ne se rappelle rien de ce qui s'est passé depuis qu'il est arrivé ni pendant les jours qui ont précédé son entrée. — Trois ou quatre bouillons par jour.

Le 26. Légère hémorrhagie intestinale, deux selles sanguinolentes.

Au soir, le visage est moins coloré.

Le 27. Une selle sanglante cette nuit ; le pouls est plus souple, à 100 ; râles sibilants. — Deux lavements de camomille ; un lait de poule.

Le 28. Rien de nouveau, la langue est sale, mais nous sommes trop près des hémorrhagies intestinales pour donner un purgatif. — Un potage.

Le 30, l'entérorrhagie ne s'est pas reproduite. — Un verre d'eau de Sedlitz.

1ᵉʳ mai. Sueurs continues peu abondantes; pourtant, pas de rougeur de la face le soir; pouls excellent, à 100. On prévoit une convalescence prochaine. Deux œufs, eau de Seltz et sirop de groseille ; un peu de vin.

Le 2. *Idem.*

Le 3. Le malade croit s'être refroidi étant en moiteur; il souffre d'un point de côté à gauche. Le soir, en effet, je trouve la respiration rude ; pouls plus fort et plus rapide (110).

Le 4. Râles sous-crépitants, et respiration soufflante à gauche. — Vésicatoire ; potion avec 0,03 de tartre stibié ; violette chaude ; bouillon.

Le 5. La respiration est meilleure. Le malade ne peut aller à la selle sans lavement purgatif; il se plaint de son point de côté. On appliquera deux ventouses scarifiées.

Le 6. Sueur, respiration à peine rude. — Un lait de poule.

Le 7. *Idem*, pouls à 90. — Bouillon, potages.

Le 8. Va bien ; cependant il y a un peu d'égophonie à l'auscultation. — Vin diurétique amer ; nouveau vésicatoire ; un œuf.

Le 10. Un degré de poulet.

Le 11 et le 12. Le malade s'est levé hier pour qu'on fasse son lit ; il ne va pas mal, mais on trouve toujours de l'égophonie et du souffle en arrière, à l'angle de l'omoplate.

On continuera les aliments.

Le 13. Égophonie et matité. L'épanchement ne diminue pas; il n'est pourtant pas très-abondant; mais, ce qu'il y a de plus inquiétant, ce sont les sueurs et l'amaigrissement. Le matin, il est faible, pâle et défait. L'appétit est bon. — Vin de quinquina, vin diurétique amer, deux degrés ; encore un vésicatoire.

14. Les selles, qui avaient été difficiles jusqu'à présent, se régularisent.

Le 17. Epanchement stationnaire; sueurs, il faut lui donner trois chemises toutes les nuits. Le vin de quinquina étourdit le malade, on le remplace par du sirop de quinquina.

On lèvera aujourd'hui le malade pendant une heure en l'enveloppant dans une couverture.

Le 20. L'épanchement diminue à peine, les sueurs persistent, mais l'appétit se soutient et même augmente. — Quatre degrés de viande ; tannin, 1 gramme en pilules.

Le 24. Le malade s'habille aujourd'hui pour la première fois, il marche appuyésur un bâton, il essaye ses forces, la tête est lourde.

Le 28. Les sueurs continuent, mais elles viennent principalement la nuit, vers une ou deux heures du matin. Au soir, la fièvre est plus forte que le matin, cependant il n'y a pas de frissons ; mais d'un autre côté il paraîtrait y avoir eu au commencement de la maladie des accès intermittents, puisqu'elle a été prise pour une fièvre palustre.

On donnera sulfate de quinine, 0,30 par jour, et on appliquera un nouveau vésicatoire ; le reste *idem*.

1er juin. Tout s'est à peu près rétabli dans l'ordre; il n'y a plus ni souffle, ni égophonie, ni matité. Les sueurs ont beaucoup diminué. — Le tannin est supprimé; on maintient le sulfate de quinine.

Le 4. Le malade va très-bien, il peut être considéré comme convalescent ; les médicaments sont suspendus, sauf le sulfate de quinine.

Il part le 8 juin pour Quimper, son pays, où il se remet assez rapidement de cette maladie longue et trop accidentée. Il revient à Paris, à la fin d'octobre, en parfait état de santé.

OBSERVATION XLVII.

Fièvre typhoïde, avec prédominance hémorrhagique. Délire, deux épistaxis très-abondantes, amélioration ; phénomènes nerveux ; délire des anémiques, toniques. Guérison. Durée, 26 jours.

Massot (Robert), 19 ans, employé de commerce, entré, le 25 février, au 2e étage, chambre n° 12 *bis*, à la Maison municipale de santé, avec les signes habituels de la dothiénentérie. Il se plaint principalement de céphalalgie. Depuis six jours, il a l'air agité; il est pâle et de maigre apparence, cependant il a le pouls dur et assez large.

26 février. Délire la nuit, épistaxis abondante ce matin.

L'épistaxis reprend dans la journée, je la laisse couler d'abord, mais, voyant le malade pâlir et quoique le pouls ne faiblisse pas trop, je l'arrête avec de la glace. J'aurais pu attendre. En effet, le délire revient dans la nuit du 27 février. L'épistaxis recommence le 28, au matin, et la nuit suivante est bien meilleure.

Le 29. — Le pouls est mou. Toniques et musc.

Le 2. Le malade est faible, pâle, anémique. — Un degré.

4 mars. Agacement nerveux, maussaderies, subdélirium, délire de l'anémie, somnolence. — Toniques et alimentation.

Le 10. Est tranquille, se lève un peu dans la journée; somnolence. Deux degrés.

Le 18. Il s'ennuie, a quelquefois des rêvasseries : Il est à peu près guéri, mais son état reste stationnaire, il ne reprend pas ses forces, il faut l'envoyer à la campagne.

Il part, le 24 mars, pour Toulouse.

Il est impossible d'établir ici une règle absolue et de classer jour par jour le degré d'aliments qui doit être donné aux malades. — L'observation de l'état général et la sagacité du médecin seront les meilleurs guides. Pourtant, il est permis de dire qu'habituellement il faudra se tenir aux aliments à peu près liquides pendant presque toute la durée de la dothiénentérie : bouillon d'abord, puis potages et jus de viandes, dont la quantité sera variée selon les sujets. A la fin, et quelques jours avant la convalescence, lors même que la fièvre ne serait pas tout à fait tombée, on donnera quelques portions de poulet, de bifteck et de côtelette; mais on n'arrivera que plus tard au pain et aux féculents, qui entretiennent la diarrhée bien plus que les autres substances. Quand la convalescence sera bien fixée, on pourra diversifier l'alimentation, tout en évitant encore la nourriture indigeste, qui ne manquerait pas de faire naître des entérites difficiles à guérir.

§ 93. *Des astringents dans les hémorrhagies intestinales.* — A la liste déjà longue des médicaments que j'ai précédemment énumérés, il me semble inutile d'en ajouter une foule d'autres, quoiqu'ils soient souvent efficaces dans le traitement des manifestations de la fièvre typhoïde ; car ces manifestations se rapprochent beaucoup, dans quelques circonstances, de certaines affections qui surviennent en dehors de la dothiénentérie, et la même médication qu'à ces dernières, leur est applicable.

Je ne m'arrêterai donc pas à dire qu'à la diarrhée trop abondante on opposera le sous-nitrate de bismuth, le diascordium, les lavements de poudre de quinquina et de charbon, etc., les astringents et les opiacés ; que l'expectoration est facilitée par le kermès, le polygala, l'ipéca et diverses tisanes ; que les eschares sont utilement pansés avec la poudre de quinquina, le vin aromatique l'eau chlorurée *et l'alcool*. Mais quelques mots me paraissent indispensables à propos du traitement des hémorrhagies, et, en parti-culier, des hémorrhagies intestinales.

Sans doute, les hémorrhagies sont rarement inquiétantes dans le cours de l'entéro-mésentérite, et bien plus fréquemment favorables que nuisibles ; pourtant elles mettent quelquefois la vie en danger par leur trop grande abondance, et il est urgent alors de leur opposer des moyens énergiques. Quand il s'agit de l'épistaxis, la chose est presque facile ; on a toujours, pour dernière ressource, le tamponnement.

Il n'en est pas de même pour l'entérorhagie ; là aucun obstacle mécanique ne peut être utilisé, et l'on ne doit avoir recours qu'à des agents généraux, choisis ordinairement parmi les astringents : le perchlorure de fer, la ratanhia, le tannin. Mais, ce qui nous a paru le plus efficace, c'est la *limonade sulfurique glacée* (2 grammes d'acide sulfurique par litre). Les bains généraux ont aussi une heureuse influence.

OBSERVATION XLVIII.

Fièvre typhoïde, avec prédominance hémorrhagique. Deux épistaxis légères ; délire, taches lenticulaires. Deux purgatifs, diarrhée abondante ; quatre hémorrhagies intestinales très-copieuses ; limonade sulfurique glacée ; toniques ; délire, surdité ; râles sibilants, puis sous-crépitants broncho-pneumonie ; frissons : Quinine. Guérison. Durée, un mois.

Maugenet (Louis), 18 ans, étudiant, entre, le 21 septembre 1863, au troisième étage, chambre 9, lit 3, à la Maison municipale de santé, service de M. Cazalis, alors remplacé par M. Luys.

Le 22. Malade depuis quatre jours. Deux ou trois épistaxis très-légères ; cependant l'état adynamique est déjà très-prononcé, maigreur, face pâle, pouls petit et mou, céphalalgie, douleur de ventre, peau chaude, pouls à 105, langue chargée.

Limonade ; éméto-cathartique.

Le 23, même état, subdélirium.

Le 24. Un peu de ballonnement du ventre. Nouveau purgaif.

Le 25. Deux ou trois taches rosées lenticulaires apparaissent sur l'abdomen ; rêvasseries comme les jours passés. Il dort peu la nuit et veut se lever.

Tisane de quinquina.

Le 26. La diarrhée est très-abondante ; le délire diminue ; pouls étroit et bondissant, à 105. — Bouillon, potage, aliments solides, poulet.

Le 27. Dans la nuit, deux hémorrhagies intestinales ; environ 1 litre de sang mêlé de matières fécales.

Lavement de perchlorure ; tisane de quinquina. Visite du soir. Dans la journée, deux nouvelles hémorrhagies, la seconde très-copieuse (1 litre), composée de sang pur, mais diffluent, dans lequel flottent des grumeaux noirs ; pouls misérable, presque insensible. — Deux pots de limonade glacée avec 2 gr. d'acide sulfurique dans chaque pot ; glace sur le ventre.

Après la première selle sanglante, l'interne de garde avait ordonné une potion avec perchlorure de fer, t gr. 50. On la continuera ; on tâchera de relever les forces du sujet avec du vin sucré et du bouillon ; on en réservera pour la nuit.

Le 30. Il n'a pas été à la garde-robe cette nuit. — Même traitement.

1ᵉʳ octobre. Selles noires. Cette coloration tient probablement au perchlorure; pourtant il pourrait y avoir du sang. Les forces sont encore abattues, mais le pouls se relève. Râles sibilants dans la poitrine.

Le malade reprendra du poulet. La limonade sulfurique est maintenue, mais la glace suspendue.

Le 2. Le délire reparaît; surdité; deux selles noires non diarrhéiques. — On supprimera le perchlorure.

Le 3. Les selles sont moins noires, elles reviennent à leur couleur; le pouls se relève; encore du délire la nuit. — Limonade vineuse.

Le 4. Il y a eu une selle un peu noire. Visage pâle; pouls fort, à 100, râles sibilants. — Un degré, vin et sirop de quinquina.

Le 6. Surdité, agitation, délire; cependant, quand on fixe son attention, il répond assez raisonnablement. Il ne va pas à la garde-robe. — Lavement.

Le 7. Le pouls est plus fort et plus rapide, la peau plus chaude. Rêvasseries, délire sans violence. L'alimentation a peut-être été un peu trop abondante.

Le 8. Il a vomi ses aliments ce matin; ce soir, il ne veut pas manger. La fièvre est vive, il y a une légère reprise. Râles souscrépitants dans le côté droit de la poitrine.

Le 9. Il y a eu plus de délire cette nuit que d'habitude; pouls fort, à 105, râles sous-crépitants à droite. — Potages seulement.

Le 10. Au moment de la visite, frisson, claquement de dents, tremblement des mains, pâleur, traits tirés; pouls petit, à 100. — Sulfate de quinine, 0,50.

Le 11. La diarrhée est revenue cette nuit; le malade est plus tranquille, il n'a pas eu de frisson; pouls à 100. — Continuer le sulfate de quinine; deux œufs.

Le 15. Il a toujours du subdélirium et même du délire la nuit; il est toujours sourd; il mange peu; le pouls est petit et misérable; la diarrhée s'est arrêtée.

Eau vineuse au quinquina, potion musc et extrait de quinquina, poulet, bifteck.

Le 16. Il a été jusqu'à présent trop faible et trop affaissé pour qu'on puisse le lever.

Tapioca, poulet, biscuits, vin de Malaga et de Bordeaux.

Le 17. On l'a levé hier pendant deux heures; il s'en est bien trouvé, il a moins divagué, il parle plus raisonnablement, il mange mieux ; cependant il y a toujours de la gêne respiratoire et des râles sous-crépitants dans le poumon droit. Le pouls s'est un peu élevé depuis hier. — On donnera moins de vin aujourd'hui.

Le 18. Le malade entre en convalescence, mais elle sera longue, à cause des pertes abondantes qu'il a faites.

Le 21. Il a un abcès de la marge de l'anus dont on n'avait pas parlé jusqu'à présent. Il en sort, après l'ouverture, une quantité de pus assez notable. L'appétit est revenu, le malade reprend peu à peu.

3 novembre, il part pour la campagne ; il est en meilleur état, mais encore très-maigre.

FIN.

TABLE ANALYTIQUE DES MATIÈRES

CHAPITRE III.

MANIFESTATIONS CÉRÉBRO-SPINALES.

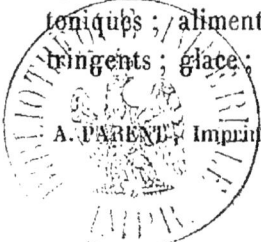

A. PARENT, Imprimeur de la Faculté de Médecine, rue Monsieur-le-Prince, 31.

www.ingramcontent.com/pod-product-compliance
Lightning Source LLC
Chambersburg PA
CBHW071635200326
41519CB00012BA/2300